# DE LA

# NÉVRITE PUERPÉRALE

PAR

## Le Dʳ André TUILANT

Ancien interne des hôpitaux de Paris

PARIS

G. STEINHEIL, EDITEUR

2, RUE CASIMIR-DELAVIGNE, 2

—

1891

# DE LA

# NÉVRITE PUERPÉRALE

PAR

## Le Dr André TUILANT

Ancien interne des hôpitaux de Paris

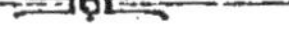

PARIS

G. STEINHEIL, EDITEUR

2, RUE CASIMIR-DELAVIGNE, 2

1891

A MON PÈRE, A MA MÈRE



A M. LE DOCTEUR DÉJERINE



A MON PRÉSIDENT DE THÈSE

M. LE PROFESSEUR FOURNIER

Avant de terminer nos études médicales nous nous faisons un devoir et un plaisir de remercier nos maîtres des hôpitaux, M. le professeur Verneuil, MM. Després, Empis, Talamon, Faisans, Barié, qui nous ont guidé et conseillé.

M. le D$^r$ Dujardin-Beaumetz a toujours été pour nous un maître bienveillant. Nous garderons le meilleur souvenir de l'année d'externat que nous avons passée dans son service. Nous regrettons que les circonstances nous aient privé prématurément de ses leçons.

Nous prions notre cher maître, M. le D$^r$ Déjerine, de recevoir le témoignage de notre profonde gratitude pour l'enseignement si suggestif dont il a bien voulu nous faire profiter pendant les deux années que nous avons passées dans son beau service de Bicêtre en qualité d'interne provisoire et d'interne titulaire. Nous le remercions de toutes les preuves de sympathie qu'il nous a données.

C'est sur ses conseils que nous avons entrepris ce travail, aussi le lui dédions-nous tout spécialement.

Nous remercions M. le professeur Fournier de nous avoir fait l'honneur d'accepter la présidence de notre thèse.

# DE LA
# NÉVRITE PUERPÉRALE

## INTRODUCTION

Il est rare de rencontrer des paralysies pendant l'état puerpéral (nous entendons par état puerpéral cette période qui, commençant à l'imprégnation ovulaire, se termine au retour des règles). Sur 8000 accouchements observés à l'hôpital Lariboisière pendant onze années, M. Siredey (1) n'a pu en réunir que six cas. Cette rareté explique la confusion qui a régné pendant si longtemps et qui règne encore aujourd'hui, sur la pathogénie de ces accidents.

En effet, en parcourant les ouvrages d'obstétrique, même les plus récents, et les différentes monographies consacrés à l'étude des paralysies puerpérales, nous sommes frappés de ce fait, c'est que la classification de ces troubles moteurs et sensitifs repose uniquement sur des données étiologiques ou symptomatologiques et nullement sur la pathogénie. C'est ainsi que nous voyons

_______

(1) SIREDEY. *Maladies puerpérales*, 1884.

attribuer à l'état puerpéral des hémiplégies, des paraplégies, des monoplégies qui, pour la plupart, n'ont avec la puerpéralité que des rapports éloignés. Les unes relèvent d'une lésion cérébrale, ramollissement ou hémorrhagie, d'une altération médullaire, de l'urémie, de la compression du plexus sacré, d'une maladie infectieuse concomitante, d'un état constitutionnel ou cachectique, les autres, de nature indéterminée, sont attribuées à une action réflexe partie de l'utérus ou à l'anémie du sujet.

Il nous semble que la plupart des auteurs, en adoptant cette classification, n'ont pas suffisamment différencié les paralysies puerpérales proprement dites, de celles qui, survenant fortuitement dans le cours de la puerpéralité, ne sauraient logiquement y être rattachées. Qu'une hémorrhagie cérébrale se produise pendant le travail, qu'un caillot, reliquat d'une endocardite ancienne se détache des valvules du cœur et aille former embolie dans l'artère sylvienne, qu'une monoplégie ou qu'une paraplégie se développe pendant cette période chez une hystérique, est-on autorisé à faire de ces complexus symptomatiques des paralysies provoquées et actionnées par la puerpéralité ? Evidemment non. La grossesse, le travail, les suites de couches ont pu favoriser, dans une certaine mesure, la production de ces paralysies, elles ne les ont certainement pas créées de toute pièce.

Ce raisonnement est applicable aux paralysies par compression, consécutives à une application de forceps ou à un travail prolongé.

Mais nous devons faire remarquer ici que nombre de paralysies attribuées autrefois à la compression ou à une inflammation secondaire des troncs nerveux du petit bassin, en particulier des racines du plexus sacré, ne paraissent pas, dans l'état actuel de la science, reconnaître cette origine, et, pour notre part, nous les considérons comme la résultante d'un état infectieux développé pendant les suites de couches, ou pendant la grossesse à la suite de vomissements incoercibles, comme nous chercherons à le démontrer dans le cours de cette étude. Cette action du poison puerpéral a été soutenue autrefois par Hervieux et plus récemment par Courty, mais l'opinion de ces auteurs, n'étant pas étayée sur un nombre de faits cliniques et anatomo-pathologiques suffisants, a obtenu peu de succès.

Quant aux paralysies réflexes, leur nombre va toujours en diminuant. Certaines d'entre elles entrent actuellement dans le cadre des paralysies d'origine infectieuse, d'autres, plus nombreuses, se rattachent aux paralysies hystériques. Enfin, un certain nombre, comparées aux paraplégies flasques des vieux urinaires, n'ont pas encore pu être interprétées.

En résumé, nous considérons les paralysies puerpérales proprement dites comme la manifestation d'un état infectieux, l'infection actionnant tantôt le système nerveux central, tantôt le système nerveux périphérique; c'est ainsi, du reste, que les choses se passent dans d'autres maladies infectieuses telles que la diphtérie, la variole et la fièvre typhoïde. Dans le cours de ce travail nous laisserons de côté les paralysies puerpérales dues à une lésion des centres nerveux et nous bornerons notre étude aux paralysies d'origine périphérique, autrement dit à la névrite puerpérale.

# HISTORIQUE

Leyden (1) dans son traité des maladies de la moelle épinière, divise les paralysies puerpérales en deux groupes : « 1° *Les paralysies névritiques* qui se produisent pendant la grossesse ou pendant les accouchements laborieux par le fait d'une compression du nerf sciatique, ou qui sont dues à l'extension d'une inflammation puerpérale à ce même nerf ; 2° *Celles qui sont* consécutives à des maladies aiguës, surtout à des érysipèles et à des phlegmons, et qui semblent dériver directement de la moelle ». Cette classification de Leyden, quelque imparfaite qu'elle soit nous paraît cependant devoir être signalée, car, avec elle, la notion pathogénique de la paralysie puerpérale se précise et se limite.

C'est Möbius (2) de Munich, qui, le premier, publia en 1887, un travail d'ensemble sur les paralysies puerpérales dues à une névrite parenchymateuse périphérique. Il montre leur origine infectieuse et les assimile, à juste titre, aux névrites infectieuses déjà connues, à celles qu'on observe à la suite de la variole, de la fièvre typhoïde, de l'érysipèle, de la diphtérie.

(1) LEYDEN. *Maladies de la moelle épinière*, 1879. Traduction française.

(2) MÖBIUS. Neuritis puerperalis. *Münchener med. Woch.*, n° 9, 1887.

Kast (1) rapportait, il est vrai, un an auparavant une observation de paralysie puerpérale d'origine névritique comparable, en tous points, à celles que nous trouvons dans la publication de Möbius, mais cette observation, perdue dans un travail sur la névrite primitive considérée à un point de vue général, n'a pas eu alors le retentissement qu'elle méritait et est passée à peu près inaperçue.

Dans son premier travail, Möbius publie sept observations de névrite puerpérale localisée aux membres supérieurs, dans la sphère des rameaux terminaux des nerfs médian et cubital. Il croit reconnaître là une prédominance d'action du poison puerpéral, analogue à celle observée dans certaines névrites toxiques et infectieuses, aujourd'hui bien connues, les névrites saturnine, alcoolique et diphtéritique. Dans une de ces observations il signale une parésie des membres abdominaux, mais il pense que, dans ce cas particulier, il s'agit d'une lésion des racines nerveuses du plexus sacré consécutive à un traumatisme obstétrical ou à la propagation d'une inflammation des annexes de l'utérus à ces mêmes troncs nerveux.

Dans un second travail paru au mois d'avril 1890 (2), le professeur de Munich semble revenir sur son opinion première et donner une interprétation différente aux paraplégies puerpérales survenues dans ces conditions. Il

(1) KAST. Ueber primare degenerative Neuritis. *Deutsches Archiv. f. klin. Med. Heft* 1, 1886.

(2) MÖBIUS. Beitrag zur Lehre von der Neuritis puerperalis. *Münchener med. Woch.*, nº 14, 1890.

rapporte une nouvelle observation dans laquelle la malade, après avoir présenté, comme dans le cas cité précédemment, une localisation spéciale de la paralysie dans le domaine du médian et du cubital, voit consécutivement les membres abdominaux participer aux troubles moteurs et sensitifs, Möbius croit qu'il s'agit là d'une polynévrite généralisée infectieuse.

Il convient, nous semble-t-il, de rattacher aux cas de Möbius et de Kast, deux observations de polynévrites survenues pendant la grossesse à la suite de vomissements incoercibles. De ces deux cas, l'un a été publié en France, en 1888, par MM. Desnos, Joffroy et Pinard (1), l'autre, l'année suivante, en Angleterre, par Whitfield (2).

A côté de ces observations, les seules que nous ayons trouvées dans la littérature médicale, nous en publions trois autres inédites et qui nous sont personnelles. En outre, en parcourant les différentes publications ayant trait à la question des paralysies puerpérales, il nous a semblé que certaines paraplégies attribuées à la compression, l'avaient été à tort, et qu'elles relevaient au contraire d'un processus infectieux.

Nous faisons allusion aux observations de paraplégies puerpérales, rapportées dans la thèse de Lefebvre (3), observations dans lesquelles les troubles moteurs et sensitifs étaient localisés au territoire du sciatique poplité externe. Nous ne croyons pas utile de les publier in extenso,

----

(1) Note lue à l'Académie de médecine, le 27 novembre 1888.

(2) WHITFIELD. *Lancet*, I, 13, 1889. Peripheral neuritis due to the vomiting of pregnancy.

(3) LEFEBVRE. Th. 1878.

tout en nous réservant de discuter l'interprétation pathogénique qu'en a donnée Lefebvre.

Nous passerons sous silence dans le cours de cette étude, un chapitre important de la question, les documents nous manquant pour le traiter ; nous voulons parler de celui qui a trait à l'anatomie pathologique. Aucun des faits de polynévrite puerpérale que nous publions n'a abouti à une terminaison fatale ; mais si la démonstration anatomique de l'origine névritique de ces paralysies n'a pu être faite jusqu'ici, le rapport qui les unit à une lésion périphérique ne nous paraît pas devoir être mis en doute.

Depuis une douzaine d'années, de par les travaux des neuropathologistes, de M. Déjerine, de Pitres et Vaillard, d'Eichhorst, de M. Lancereaux, de Strümpell, de Leyden, etc., travaux rapportés dans la très remarquable thèse de M^me Déjerine-Klumpke (1), la névrite périphérique a conquis, en clinique, son autonomie et a pris rang dans le cadre nosologique. Son évolution, sa symptomatologie suffisent généralement à la différencier des paralysies myélitiques. Nous faisons exception, bien entendu, pour ces cas douteux, à interprétation difficile, que l'examen anatomique peut seul élucider. Ces cas nous les avons éliminés pour ne conserver que ceux qui nous paraissent répondre à un type clinique net et bien déterminé.

(1) M^me DÉJERINE-KLUMPKE. *Des polynévrites en général et des paralysies et atrophies saturnines en particulier*. Th. 1889.

L'étiologie des polynévrites qui surviennent pendant la puerperalité et qui s'y rattachent directement, est assez obscure. Dans aucun des faits que nous rapportons nous n'avons vu signalée d'hérédité névropathique bien nette.

L'âge, la primiparité ou la multiparité, ne paraissent pas non plus influer sur leur développement. Il en est de même des phénomènes du travail; dans deux cas seulement sur douze, le travail a été laborieux, prolongé. Une seule fois l'on a dû intervenir par le forceps.

En somme, il nous semble résulter de l'examen des faits que deux causes seulement paraissent jouer ici un rôle indiscutable : les suites de couches fébriles et les vomissements incoercibles.

Nous voyons, en effet, dans l'observation de MM. Desnos, Joffroy et Pinard, et dans celle, plus récente, de Whitfield, une polynévrite généralisée se développer manifestement à la suite de vomissements incoercibles, s'aggraver pendant toute la durée des vomissements et s'amender notablement après leur cessation, due, dans un cas, à l'accouchement provoqué. Nous avons trouvé, en outre, sommairement rapporté dans la thèse de

Corté (1), un fait analogue aux précédents, attribué à une action réflexe. Dans ces conditions, le rapport qui existe entre les vomissements incoercibles et le développement de la polynévrite ne paraît pas, selon nous, devoir être attribué à une simple coïncidence, mais bien à une relation de cause à effet.

Au contraire, dans les faits de Möbius, dans celui de Kast et dans ceux qui nous sont personnels, la polynévrite débute quelques jours ou quelques semaines après l'accouchement. Elle est précédée ou accompagnée d'accidents fébriles, légers dans la majorité des cas, mais qui s'observent d'une façon constante.

En dehors de ces deux causes qui nous apparaissent; nettes et précises, on ne saurait rien affirmer au sujet de l'étiologie des paralysies puerpérales d'origine névritique.

(1) Thèse de Conté, 1875. Il s'agit d'un cas de paraplégie avec faiblesse des membres supérieurs, survenue pendant la grossesse à la suite de vomissements incoercibles.

En nous tenant aux faits que nous avons observés et à ceux, plus nombreux, que nous empruntons aux publications étrangères, nous pouvons diviser la névrite puerpérale en deux groupes principaux : la polynévrite généralisée et la polynévrite localisée, cette dernière étant de beaucoup la plus fréquente. Nous ne nous faisons pas illusion sur la valeur absolue de cette classification ; nous savons, en effet, que dans toute névrite infectieuse ou toxique une paralysie primitivement localisée peut se généraliser par la suite. Cette réserve faite, abordons l'étude de la première forme de la polynévrite puerpérale.

I. Forme généralisée. — Dans nos observations nous la voyons survenir pendant la grossesse, à la suite de vomissements incoercibles.

Au début, elle affecte une marche suraiguë et s'accompagne d'un mouvement fébrile nettement accusé. Cette première période est de courte durée ; la polynévrite atteint son summum en quelques jours ou en quelques semaines et rétrocède ensuite lentement et d'une façon irrégulière.

Comme dans la paralysie saturnine, la sensibilité objective sous ses différents modes, est peu ou pas altérée. Dans l'observation I, elle a été explorée à plusieurs reprises dans le cours de la maladie et toujours elle a été trouvée intacte. Dans l'observation II, on a constaté, au début seulement, une anesthésie légère et de courte durée. Il résulte de ce que nous venons de dire, que la polynévrite puerpérale généralisée est une névrite mixte avec prédominance très marquée des troubles moteurs. A ce point de vue, elle se rapproche, comme nous l'avons fait remarquer plus haut, de la névrite saturnine.

Les troubles moteurs de la polynévrite puerpérale généralisée sont précédés et accompagnés de manifestations douloureuses dans les membres atteints. Les malades se plaignent de fourmillements, de sensations de brûlures, de froid, de piqûres d'épingles, d'engourdissement. Souvent ces douleurs, beaucoup plus vives, sont comparables aux douleurs fulgurantes de la sclérose des cordons postérieurs. Tous ces phénomènes ne s'observent pas seulement au début de l'affection, on les voit se reproduire à certaines périodes de la maladie et même à son déclin ; on peut se demander s'ils ne résultent pas alors d'un travail de régénération des filets nerveux malades.

On constate en même temps, du côté des membres, surtout des membres abdominaux, un état parétique qui va en progressant et qui aboutit rapidement à la paralysie absolue. Dans les faits que nous rapportons, on ne signale pas de troubles dyspnéiques consécutifs à l'impotence fonctionnelle des muscles respirateurs.

La paralysie et l'atrophie qui l'accompagne, ne frappent pas immédiatement, avec une égale intensité, tous les groupes musculaires, elles semblent avoir une prédilection marquée pour certains d'entre eux. C'est ainsi qu'aux membres inférieurs, elles intéressent surtout le groupe antéro-externe de la jambe et le groupe antérieur de la cuisse, tandis qu'aux membres supérieurs elles portent surtout leur action sur les extenseurs du poignet.

Il résulte de la topographie de l'atrophie des attitudes vicieuses que nous ne ferons que signaler, car elles n'ont rien de spécial à la paralysie puerpérale d'origine névritique : les mains sont tombantes et les pieds en hyper-extension, par suite de la prédominance d'action des extenseurs sur les fléchisseurs, forcent les malades à marcher en steppant, quand la marche est possible.

Quant à l'anesthésie, elle est généralement peu accusée. On l'observe pendant les premiers mois de la maladie et alors elle est surtout marquée aux extrémités des membres et va en s'atténuant graduellement à mesure qu'on se rapproche de leur racine. Elle disparaît complètement bien avant les troubles moteurs.

Les réflexes tendineux sont abolis ou très diminués.

La sensibilité électrique est conservée, mais la contractilité musculaire est abolie ou très diminuée dans les groupes malades. Il n'y a pas de réaction de dégénérescence à proprement parler, ou du moins cette réaction n'est pas nette : quelquefois les muscles réagissent presque avec une égale intensité au pôle positif et au pôle négatif.

En dehors de l'atrophie, on ne signale pas de troubles trophiques dans les observations que nous rapportons.

Cette forme de polynévrite met environ deux ans à évoluer. Elle se termine par la guérison. Il n'est pas rare cependant de voir l'atrophie persister dans certains groupes musculaires plus longtemps que dans d'autres et retarder pendant des mois et des années la guérison définitive. On peut appliquer, du reste, à la névrite puerpérale la règle suivante, commune à toutes les névrites infectieuses ou toxiques : la guérison est d'autant moins lente à se produire, qu'au début les accidents ont eu une marche plus rapide.

OBSERVATION I. — Observation de DESNOS, JOFFROY et PINARD (1). — *Sur un cas d'atrophie musculaire des quatre membres à évolution très rapide, survenue pendant la grossesse et consécutivement à des vomissements incoercibles.*

Pour la deuxième fois en 1884, M^me X..., demeurant rue de Rivoli, eut un accouchement qui s'accompagna, au moment de la délivrance, d'une hémorrhagie très abondante. Bien qu'elle n'eut pas à supporter les fatigues d'un second allaitement, M^me X... ne se remit qu'incomplètement. Elle présente notamment les signes d'une métrite hémorrhagique qui se traduisait aux époques menstruelles par d'abondantes ménorrhagies. Malgré les soins qu'on put faire prendre à la malade, et en particulier un séjour à la mer, il se développa une anémie de plus en plus accentuée qui favorisa sans aucun doute le développement d'une pelade rebelle. envahissante, qui nécessita un traitement énergique pendant les années 1885 et 1886 et pour lequel je réclamai le concours de M. Besnier.

Cette pelade durait encore lorsque, au mois de février 1887, survint une troisième grossesse. Les débuts de celle-ci furent difficiles, s'accompagnant de quelques douleurs abdominales, de troubles digestifs qui cependant ne présentaient rien d'alarmant.

(1) *Bull. de l'Acad.* 3, S. XXI, 2, p. 44, 1889.

Mais au commencement d'avril, à la suite de quelques fatigues,
survinrent des vomissements, rares d'abord, puis plus fréquents,
extrêmement pénibles, qui rapidement obligèrent la malade à
garder le lit et revêtirent bientôt les caractères les plus accen-
tués des vomissements incoercibles. Ils s'accompagnaient ou
étaient précédés parfois de douleurs vives à la région de l'estomac; tous les aliments solides ou liquides, quels qu'ils fussent
étaient rejetés immédiatement ou très peu de temps après leur
ingestion. Il existait une anorexie invincible. De fréquentes
souffrances utérines n'indiquaient que trop la source de ces for-
midables réflexes. J'employai, sans succès, pour les combattre,
tous les moyens usités en pareil cas, y compris la morphine qui
donne parfois de si bons résultats dans les vomissements incoercibles à forme gastralgique. La situation s'aggravait. C'est
alors que je priai M. Pinard de voir la malade avec moi. L'exploration de l'utérus démontre qu'il n'y avait ni rétroversion
ni antéversion, celle des culs-de-sac vaginaux ne révélait
aucun signe de périmétrite.

Les inhalations d'oxygène à haute dose qui ont donné, entre
les mains de M. Pinard de si beaux résultats, se montrèrent
peu efficaces, seuls les lavements de chloral et les pulvérisa-
tions répétées d'éther sur le creux épigastrique, sur la poitrine
sur la face, apportaient quelque amélioration et une courte
sédation des accidents.

L'affaiblissement augmentait toujours. L'opportunité d'une
intervention chirurgicale fut souvent discutée. Mais malgré les
sollicitations d'une famille qui ne voyait que trop l'imminence
du péril, nous nous y refusions toujours, espérant qu'ainsi qu'il
arrive toujours en pareil cas, les vomissements cesseraient
spontanément vers le 4e mois.

Dans le dernier tiers du mois de juin, nos espérances sem-
blaient recevoir un commencement de réalisation qui justifierait
notre abstention. Quoiqu'ils fussent encore violents, répétés, les
vomissements s'éloignaient cependant un peu, quelques aliments légers pouvaient être conservés en totalité ou en partie

ils étaient pris avec moins de dégoût. Toutefois, la faiblesse et l'amaigrissement étaient toujours extrêmes. C'est à ce moment, c'est-à-dire vers la fin de juin, que la mère de Mᵐᵉ X... m'annonça que sa fille ne pouvait plus remuer les jambes. Il y avait en effet une impotence des membres inférieurs complète à droite, un peu moins accusée à gauche. Il était impossible à la malade de soulever les jambes de façon à ce qu'on put même interposer une feuille de papier entre ses pieds et le plan du lit. Cette paraplégie était absolument flasque. Les membres inférieurs n'étaient pas seulement amaigris, mais les masses musculaires avaient presque disparu, dans certaines régions particulièrement, et notamment au niveau des mollets, de la face antérieure de la jambe et du triceps crural.

Au milieu de ces grands désordres du mouvement, la sensibilité cutanée avait été respectée dans ses différents modes. Nulle part on ne trouvait même une plaque d'anesthésie, d'analgésie ou de perte de la sensation de température. Les réflexes étaient abolis. Toutefois, si la sensibilité était conservée, elle n'en était pas moins pervertie. L'akinésie s'accompagnait, dans les membres paralysés, de fourmillements, d'un sentiment de brûlure, de constriction autour de leurs différents segments.

Le lendemain de cette triste découverte, j'apportai un appareil pour explorer la réaction électrique des muscles. Le courant maximum d'un appareil volta-faradique de Gaiffe ne provoquait de contractions dans aucun muscle. L'abolition de la contractilité n'entraînait pas celle de la sensibilité électrique. Ces explorations étaient fort douloureuses.

Trois ou quatre jours plus tard, les membres supérieurs étaient envahis à leur tour. Sans être aussi complète qu'aux membres inférieurs, l'impuissance musculaire était assez considérable, surtout aux avant-bras et aux mains, pour qu'on fut obligé de faire manger la malade. Comme aux membres inférieurs, elle s'accompagnait de fourmillements, de douleurs très pénibles. La contractilité électrique n'était qu'en partie détruite. La sensibilité électrique des muscles était conservée.

A part un certain degré de constipation dont on put toujours se rendre maître sans peine, les fonctions de la vessie et du rectum restèrent indemnes.

Il n'y eut jamais d'eschares au sacrum, ni dans aucun point du corps. Jamais non plus on n'observa d'état fébrile. La température resta toujours à un chiffre au-dessous de la normale, ce qui s'expliquait par l'inanition.

Les fonctions psychiques elles-mêmes avaient subi un choc qui se traduisait par un affaiblissement des fonctions intellectuelles, portant particulièrement sur la mémoire. Si la mémoire des faits anciens était encore relativement conservée, celle des faits actuels, quotidiens, était perdue. Cet oubli des choses récentes donnait parfois à la conversation de M^me X... une tournure singulière.

Dans son entourage, on la considérait volontiers comme une délirante. En fait, c'était surtout une amnésique avec affaiblissement de l'intelligence.

C'est dans ces conditions que, très inquiets sur le dénouement, nous invitâmes M. Joffroy à vouloir bien se joindre à nous et nous apporter les lumières de sa grande compétence dans les maladies du système nerveux. Nous nous demandions si cette atrophie musculaire à marche suraiguë qui s'était déjà attaquée aux quatre membres n'allait pas aussi envahir les muscles de la respiration.

M. Joffroy émit l'opinion que l'expulsion du fœtus devenait nécessaire aussi bien à cause de la généralisation de l'amyotrophie qui deviendrait si vite fatale, qu'à cause de l'état profondément cachectique qui constituait également un danger pour la vie de la mère.

Après discussion approfondie, nous nous rangeâmes à cet avis, et alors que nous nous étions refusés jusqu'ici à toute intervention active, nous considérâmes celle-ci comme la suprême ressource d'une situation immédiatement menaçante. Nous pensâmes, en outre, que, l'opération étant décidée, elle devait être faite à bref délai. Elle fut pratiquée par M. Pinard, avec son habileté bien connue, à l'aide de l'introduction de la sonde. Il fallut y revenir plusieurs fois. Une sage-femme avait été placée en permanence auprès de la malade. La fausse couche eut lieu le 13 juillet. Elle fut facile. Le placenta sortit tout entier peu de temps après le fœtus. Il n'y eut pas d'hémorrhagie. Les suites de couche, soignées avec les précautions antiseptiques, furent aussi simples que possible.

A partir de ce moment, la santé s'améliora à vue d'œil. Bientôt une alimentation choisie, mais très substantielle, était parfaitement tolérée. Les forces renaissaient assez vite, mais l'atrophie et l'impuissance des membres persistaient comme au moment de l'avortement, les progrès du mal s'étant nettement arrêtés après l'expulsion du fœtus. C'est dans ces conditions qu'au commencement du mois d'août, nous transportâmes la malade à la campagne, à dix lieues de Paris. Il avait été convenu qu'on chercherait à combattre la paralysie, l'amyotrophie et à réveiller la contractilité à l'aide d'un appareil galvanique, formé de cinquante-deux éléments de moyenne dimension au bioxyde de manganèse et au chlorure de zinc.

Nous avons constaté, M. Joffroy et moi, que pour obtenir des contractions appréciables dans les muscles atrophiés des membres inférieurs en excitant ceux-ci dans les points d'élection par le renversement brusque du courant, il fallait employer de 44 à 52 éléments au lieu de 16 à 18 qu'il faut à l'état normal. La diminution de la contractilité galvanique était donc considérable. Ajoutons que l'on ne constatait pas de différence bien accusée entre la contraction du pôle positif et celle du pôle négatif.

On s'assura de nouveau à ce moment de la disparition de la contractilité faradique.

L'appareil fut emporté à la campagne. Mais, par suite de circonstances diverses, la malade en refusa obstinément l'usage en raison des douleurs violentes que lui causait l'application des courants. Le séjour à la campagne fut de deux mois. L'amélioration de la santé générale se caractérisa de plus en plus. La paralysie même des membres supérieurs diminua et il était possible à M^me X... de manger seule, de faire des travaux d'aiguille et même de coudre des étoffes assez dures ; les quinze derniers jours de son séjour furent marqués par des douleurs vives dans les membres inférieurs, peut-être occasionnées par de nombreuses heures passées dans un jardin par les températures abaissées de la fin de septembre.

Au retour, qui eut lieu au mois d'octobre, la menstruation se rétablit et est restée régulière depuis cette époque. Mais l'électricité était toujours laissée de côté. Il fallut toute notre insistance, toute l'autorité que M. Joffroy et moi pouvions avoir sur la malade pour la décider à en reprendre l'usage. Depuis lors jusqu'à aujourd'hui, elle a toujours été mise en œuvre avec quelques rares interruptions.

Pour produire la contraction des muscles atrophiés, on faisait des inversions du courant produit par un certain nombre des éléments de l'appareil mentionné précédemment : 42 pour les membres inférieurs, 32 pour les membres supérieurs. Elles ont été abandonnées depuis longtemps pour ceux-ci qui ont recouvré l'intégrité de leurs fonctions.

Jusqu'au mois de décembre, les progrès vers la guérison étaient formels, mais lents.

M^me X... commençait à pouvoir lever ses jambes de manière à les placer sur une chaise basse placée devant elle. A cette époque fut ajouté au traitement électrique, un enveloppement méthodique, quotidien, dans le drap mouillé qui a été continué jusqu'aujourd'hui. Sous l'influence de cette pratique hydrothérapique, dont les débuts ont été marqués par le retour des fourmillements qui inquiétaient la malade parce qu'ils lui rappelaient les premières étapes de sa paralysie, mais que nous considérions comme l'indice du travail de réparation qui se faisait dans le système nerveux, l'amélioration a été plus rapide. Au printemps, M^me X... pouvait faire quelques pas en s'aidant d'une corde tendue le long d'un corridor de son appartement.

Un peu plus tard, il lui était possible d'aller de sa salle à manger à sa chambre à coucher soutenue par la taille ou bien appuyée sur deux cannes ou sur un bras et une canne. Seulement l'extrémité des pieds restait traînante en raison de la faiblesse plus persistante dans les muscles antérieurs de la jambe que dans ceux des autres régions.

Nous constations, M. Joffroy et moi, cet état satisfaisant au milieu du mois de juin de cette année. Mais il y avait alors un œdème assez considérable des pieds et de la partie inférieure des jambes. Comme il n'existait ni affection du cœur, ni albuminurie, nous nous sommes crus autorisés à le considérer comme un œdème nerveux, lié à un trouble d'innervation vasomotrice. L'événement a justifié cette manière de voir ; cet œdème a disparu sous l'influence de la marche.

Les mois d'août et de septembre ont été passés à la campagne. L'action de l'air, les longs séjours dans les bois ont encore accéléré l'amélioration. M^me X... pouvait marcher une demi-heure avec l'aide d'un bras ou d'une canne.

Aujourd'hui, la guérison peut être considérée comme assurée. M^me X... peut circuler dans son appartement en posant sa main sur un mur ou sur un objet quelconque. Elle pourrait même marcher sans aucun appui, si la crainte du vide ne ralentissait l'essor de son complet rétablissement. Elle ne traîne même plus l'extrémité de ses pieds, tout en conservant dans sa démarche quelque chose de parétique.

Les facultés intellectuelles ont récupéré leur intégrité. La mémoire est revenue. M^me X... a retrouvé l'originalité de son esprit. La pelade, qui avait fait momentanément un retour offensif, a disparu. A une maigreur presque squelettique a succédé un embonpoint peut-être un peu prédominant.

Une récente exploration de la contractilité électrique nous a montré que si elle est maintenant normale aux membres supérieurs, il n'en est pas tout à fait de même aux membres inférieurs, où la contractilité faradique dans les muscles qui obéissent parfaitement à la volonté, est encore diminuée.

### Observation II. — D. W. Whitfield (1).

M^me R.. , âgée de 40 ans, accouche d'une fille bien constituée et à terme, le 7 août 1888. Elle avait déjà eu six grossesses pendant lesquelles elle avait eu de nombreux accidents. Pendant la dernière grossesse ces accidents se reproduisirent dès le premier mois ; la peau prit une teinte subictérique. La malade maigrit rapidement et dut s'aliter à la fin du sixième mois, époque à laquelle elle fut prise de vomissements bilieux, fréquents et répétés.

Pendant quinze jours, elle rendait tout ce qu'elle prenait, il en résultait un tel état de prostration qu'il me parut indiqué de provoquer un accouchement prématuré. Au bout de quinze jours cependant, l'état général s'améliora légèrement, la malade pouvait garder de l'eau de gruau et de l'extrait de viande. La semaine suivante, elle put se lever un peu tous les jours, mais il ne se passa pas un jour sans vomissements jusqu'à ses couches. C'est en vain qu'on essaya les remèdes en usage en pareille circonstance ; le bismuth seul parut produire quelques résultats.

Dans la quinzaine qui précéda ses couches, la malade se plaignit d'une sensation de froid dans les membres inférieurs qui lui paraissaient affaiblis ; il fallait l'aider pour monter ou descendre les escaliers. Elle n'éprouvait aucune douleur, mais c'est en vain qu'elle essayait de réchauffer ses jambes. Avant sa grossesse elle avait une tendance à l'obésité, elle perdit pendant les neuf mois qui précédèrent l'accouchement 80 livres de son poids environ.

Le travail de l'accouchement fut normal et dura cinq heures. Le lendemain les vomissements cessèrent et la malade put s'alimenter. Pas d'élévation de température. Lochies normales.

Le quatrième jour après l'accouchement, elle éprouva de

(1) *Lancet,* I, 13, 1889.

l'engourdissement dans les jambes et des douleurs aiguës dans les membres inférieurs. Elle avait en même temps dans les mains et dans les bras des sensations de brûlures, de piqûres d'épingles. Elle pouvait cependant remuer facilement les jambes. Le treizième jour après ses couches, elle se leva et c'est alors qu'il me fut possible de juger de l'étendue du mal. Le D<sup>r</sup> Dreschfeld la vit ce jour-là avec moi et nous pûmes constater qu'elle avait presque entièrement perdu l'usage de ses jambes et de ses bras. Elle avait de la difficulté à croiser ses jambes l'une sur l'autre. Le réflexe patellaire était aboli. Les pieds étaient en extension forcée sur la jambe. Les mains étaient tombantes ; il lui était impossible d'étendre les poignets et les doigts. La malade éprouvait de la difficulté à s'asseoir dans son lit. Elle se plaignait d'une sensation d'engourdissement au niveau du bas-ventre et de la région épigastrique. Pas de troubles respiratoires La pression des troncs nerveux aux membres supérieurs et inférieurs provoquait une sensation douloureuse. La sensibilité cutanée était exagérée en certains points, diminuée dans d'autres.

Traitement par la strychnine et le massage. Amélioration au bout d'une semaine. L'amélioration va en s'accentuant lentement, mais d'une façon continue. Actuellement les bras, les avant-bras, les cuisses et le tronc sont presque guéris ; les mains les jambes et les pieds ne le sont pas encore. Cependant les mouvements de flexion et d'extension des pieds sur la jambe sont faibles, mais possibles. Les forces reviennent peu à peu.

II. Forme localisée. — Cette forme s'observe tantôt sur les membres thoraciques, tantôt sur les membres abdominaux. Ces deux types, le type supérieur et le type inférieur, ne sont pas toujours absolument indépendants l'un de l'autre. C'est ainsi que la paraplégie puerpérale d'origine névritique s'accompagne quelquefois d'accidents légers du côté des membres supérieurs, d'une parésie passagère, de courte durée, sans atrophie apparente. De même l'atrophie des membres supérieurs peut évoluer, au début, avec une parésie légère des membres abdominaux. Mais ces cas sont l'exception et généralement la névrite puerpérale débute quelques jours ou quelques semaines après l'accouchement, au milieu de symptômes fébriles, et se localise à un ou deux membres, à un segment de membre, à un ou plusieurs troncs nerveux, ou à un groupe musculaire indépendamment de son innervation périphérique.

L'histoire des névrites, considérées à un point de vue général, nous montre l'affinité de certains agents infectieux pour un segment déterminé du système nerveux. La paralysie du voile du palais, par exemple, associée à celle des réflexes ciliaire et rotulien, est caractéristique de l'intoxication diphtéritique. Dans ces conditions, la recherche de ces localisations nous paraît présenter un intérêt pratique réel, car en prenant pour base la localisation seule, nous pouvons conclure à l'étiologie. Combien de paralysies alcooliques ont-elles été diagnostiquées de la sorte? Peut-on arriver au même résultat pour la névrite puerpérale? Möbius paraît le croire, mais, dans son travail, il a en vue surtout les névrites localisées aux membres supérieurs. Pour les membres abdominaux, le diagnostic, basé uniquement sur la localisation de l'atrophie, indépendamment de toute notion étiologique, ne nous paraît pas possible.

A. *Type supérieur*. — Aux membres supérieurs,

l'agent infectieux frappe particulièrement les rameaux terminaux des nerfs médian et cubital. La névrite peut se limiter à l'un de ces nerfs, n'intéresser qu'un bras, de préférence le bras droit, ou se généraliser aux deux membres.

Dans la majorité des cas, les troubles moteurs ont été accompagnés d'une altération de la sensibilité plus ou moins accusée, mais dans cette forme, comme dans la précédente, l'altération de la motilité a toujours été prédominante. La névrite puerpérale à type supérieur est en somme une névrite qui, au point de vue clinique, tient un rang intermédiaire à la névrite saturnine exclusivement motrice dans la généralité des cas et la névrite alcoolique qui, le plus souvent, est mixte et quelquefois surtout sensitive.

C'est dans les semaines qui suivent l'accouchement et à la suite de phénomènes fébriles que débutent les accidents. Ils se caractérisent par des phénomènes subjectifs tels que des fourmillements, des sensations de piqûres et parfois de véritables douleurs fulgurantes. Si alors l'on vient à explorer les troncs nerveux du médian et du cubital, on constate qu'ils présentent une sensibilité anormale et que la moindre pression détermine, chez la malade, une sensation douloureuse parfois très vive.

Au bout de quelques jours l'atrophie des éminences thénar et hypothénar, et des interosseux donne aux mains un aspect tout spécial (main simienne avec griffe).

Au début, on observe assez fréquemment, surtout aux extrémités des membres, une anesthésie tactile, douloureuse et thermique avec retard dans la transmission des impressions. Cette anesthésie diminue à mesure qu'on se rapproche de la racine du membre. Elle disparaît, comme nous l'avons observé déjà dans la forme généralisée, bien avant les troubles moteurs.

Les réflexes sont généralement abolis ou très diminués.

Il en est de même de la contractilité électrique. La réaction de dégénérescence a été signalée dans quelques cas.

Dans un fait inédit que nous rapportons plus loin, on a observé, au début de l'évolution de la névrite, des troubles trophiques caractérisés par une éruption vésiculeuse, assez tenace, sur la pulpe des doigts, par un œdème et un état cyanotique des extrémités. Actuellement à la place des vésicules disparues on constate un épaississement, une véritable kératinisation de la peau (obs. XII).

L'évolution de cette forme de névrite puerpérale est suraiguë. Les troubles moteurs disparaissent totalement en moyenne au bout de dix-huit mois, de deux ans. Mais il n'est pas rare de voir persister pendant des années, comme nous l'avons fait observer déjà, un reliquat de l'atrophie sur un muscle ou sur un groupe musculaire.

OBSERVATION III. — MÖBIUS (1).

Une paysanne, âgée de 44 ans, m'est envoyée le 15 août 1885, avec le diagnostic d'atrophie musculaire progressive.

---

(1) Neuritis puerperalis. *Münchener med. Woch.*, n° 9, 1887, p. 153.

Là dernière couche remonte à six ans. Quelques jours après l'accouchement et, à son dire, à la suite d'une injection froide pratiquée par une sage-femme pour combattre des phénomènes fébriles, des crampes d'une demi-heure de durée environ se produisirent dans les deux mains. Bientôt survinrent dans ces mêmes régions, des douleurs lancinantes et la malade constata dix jours après le début des accidents, un amaigrissement notable des deux éminences thénar. Six semaines après, pas de changement appréciable dans l'état local.

La malade ayant remarqué une augmentation notable de l'atrophie musculaire, se décide à consulter un an après le début des accidents. On trouve alors une atrophie des deux mains, limitée au domaine des nerfs médians, atrophie plus prononcée à droite, accompagnée de troubles fonctionnels correspondants aux muscles touchés. Réaction de dégénération partielle à gauche, complète à droite, paresthésie dans le domaine des deux médians, en particulier au niveau du pouce et de l'index, avec légère diminution de la sensibilité.

La pression de deux nerfs médians, au-dessus du poignet, provoque une vive douleur.

Cet état ne se modifie pas notablement par le traitement électrique ; pas de modifications pendant le temps, assez long, que la malade reste en observation.

OBSERVATION IV. — Möbius (1).

Une femme d'ouvrier, âgée de 22 ans, se présente à la policlinique médicale le 12 octobre 1886, se plaignant de douleurs lancinantes dans le bras droit.

Elle était accouchée le 12 avril 1886. Trois jours après son accouchement elle eut un frisson et ressentit en même temps, dans le bras droit, des douleurs lancinantes qui ont persisté pendant six jours. Le neuvième jour la malade se lève. La main

(1) Neuritis puerperalis. *Münchener med. Woch.*, n° 9, 1887, p. 153.

était parésiée. Cet état de faiblesse de la main persista dans la ,suite et de temps en temps, des douleurs lancinantes se font sentir mais avec une moindre intensité que celle du début.

Quand j'ai examiné cette femme elle présentait une atrophie moyenne de l'éminence thénar droite avec réaction de dégénération partielle. Pas d'anesthésie bien nette dans le domaine du médian.

Les muscles de la main et de l'avant-bras innervés par le cubital sont légèrement atrophiés, ils présentent une réaction de dégénération partielle.

Anesthésie de la peau des quatrième et cinquième doigts (cubital). Plaque ovale d'anesthésie au niveau du bord cubital de l'avant-bras (nerf brachial cutané interne). A la pression, les troncs nerveux ne présentent pas d'hyperesthésie manifeste. Amélioration pendant le traitement électrique.

OBSERVATION V. — MÖBIUS (1).

Une ouvrière de manufacture, âgée de 25 ans, m'est adressée le 19 juin 1882 par le professeur Léopold.

Au mois de février, à la suite d'une péritonite puerpérale, elle s'est trouvée dans l'impossibilité de fléchir complètement les doigts de la main droite : en même temps elle avait de la paresthésie de l'avant-bras et de la main du même côté. Tous ces accidents, d'après elle, seraient dus à l'action du froid, sa main droite étant restée appliquée un certain temps sur des compresses glacées placées sur l'abdomen pour combattre les accidents péritonitiques.

J'ai constaté chez cette malade de la parésie et une atrophie légère des longs fléchisseurs droits et de l'obnubilation de la sensibilité à l'extrémité des doigts. Au bout de quelques semaines ces phénomènes morbides disparurent, cependant la flexion des deuxième et troisième phalanges de l'index ne fut possible

---

(1) Neuritis puerperalis. *Münchener med. Woch.*, n° 9, 1887.

qu'au bout de trois mois. Jusqu'à cette époque l'excitation électrique ne pouvait pas la produire.

### OBSERVATION VI. — MÖBIUS (1).

Une blanchisseuse, âgée de 32 ans, se présente à la policlinique médicale le 16 février 1883. Elle est accouchée le 1ᵉʳ septembre 1882 et a depuis cette époque de l'engourdissement de
la main droite. Quelques semaines après elle ressentit des
douleurs s'irradiant du coude aux 4ᵉ et 5ᵉ doigts. Le bord cubital
de la main a toujours présenté un abaissement de la température manifeste. Anesthésie de la main droite correspondant au
domaine du cubital. Parésie légère des muscles de l'avant-bras
et de la main, innervés par ce même nerf ; pas d'altération de
l'excitabilité électrique. Au niveau du coude le nerf cubital est
très sensible à la pression,

### OBSERVATION VII. — MÖBIUS (2).

La femme d'un jardinier, âgée de 25 ans, se présente le 13
juillet 1883 à la policlinique, se plaignant de douleurs dans la
main droite. Ces douleurs qui remontent au 7 février, ont com-
mencé à se faire sentir dans les 4ᵉ et 5ᵉ doigts. Petit à petit la
malade est devenue maladroite de cette main.

Depuis quelques semaines elle éprouve des douleurs dans le
pouce et une parésie légère dans le domaine du cubital droit.
Rien d'anormal du côté du médian, si ce n'est un gonflement
siégeant au-dessus du poignet et sur son bord radial.

### OBSERVATION VIII. — MÖBIUS (3).

Une femme de 30 ans, m'est envoyée en août 1882 par le Dʳ

(1) Neuritis puerperalis *Münchener med. Woch.*, nᵒ 9, 1887.
(2) Neuritis puerperalis. *Münchener med. Woch.*, nᵒ 9, 1887.
(3) Neuritis puerperalis *Münchener med. Woch.*, nᵒ 9, 1887.

B... Elle est accouchée depuis onze semaines. Une semaine après son accouchement, elle ressentit de violentes douleurs dans l'épaule droite, il lui était absolument impossible de lever le bras.

Je constatai une paralysie atrophique avec réaction de dégénérescence complète des muscles deltoïde, sus et sous-épineux et une parésie du triceps brachial avec anesthésie limitée à la zone du nerf circonflexe.

## OBSERVATION IX. — MÖBIUS (1).

Une femme, âgée de 22 ans, éprouve depuis son accouchement, qui remonte à neuf semaines, des douleurs fulgurantes dans le bras droit, douleurs dont l'intensité a augmenté notablement depuis quatre semaines. Le bras s'est affaibli progressivement.

On constate actuellement une parésie diffuse du bras droit avec hyperesthésie du plexus brachial. Guérison complète en quelques semaines.

## OBSERVATION X. — MÖBIUS (2).

Malade âgée de 30 ans, ayant joui jusqu'alors d'une bonne santé. Plusieurs accouchements, deux fausses couches ; il lui reste un enfant vivant et bien portant.

Le 20 janvier 1889, la malade accouche, après une grossesse normale, d'un enfant sain, bien portant. L'accouchement s'est fait facilement et les suites de couche-ont été bonnes. Quatre semaines après l'accouchement la main gauche devint le siège de douleurs fulgurantes. L'articulation métacarpo-phalangienne

(1) Neuritis puerperalis. *Münchener med. Woch.*, n° 9, 1887.
(2) Beitrag zur Lehre von der Neuritis puerperalis. *Münchener med. Woch.*, n° 14, p. 247, 1890.

de l'annulaire, légèrement gonflée du côté de la face palmaire, présentait à ce niveau une vive sensibilité à la pression.

Bientôt après la force musculaire des deux mains s'amoindrit et en même temps la malade éprouvait dans ces mêmes régions des sensations de picotements et de brûlures. Deux semaines après, même sensation de picotements dans les hanches et diminution de la force musculaire dans les membres inférieurs.

Premier examen pratiqué le 2 mai : Femme de constitution moyenne, pâle. Les bras sont amaigris ; tous les mouvements sont conservés, mais notablement diminués. Les muscles sont mous. On constate au niveau de la paume des mains, particulièrement entre le pouce et l'index, un épaississement musculaire très net. La pression de la main est à peine perceptible au dynamomètre. Cette faiblesse musculaire est plus accusée à droite qu'à gauche (la malade était gauchère). L'examen électrique ne fut pas pratiqué. En percutant les muscles, on provoque chez eux des secousses rapides. Pas d'anesthésie. Les réflexes du bras sont normaux.

Les jambes sont faibles, très amaigries. La malade peut encore aller et venir, mais elle se fatigue rapidement. Il n'existe pas à proprement parler de paralysie. Les muscles du mollet sont très sensibles à la pression. Les réflexes rotuliens sont normaux.

En somme, la malade se plaint surtout de la faiblesse des membres et de la paresthésie des jambes et des hanches. Rien du côté des nerfs crâniens. État général satisfaisant. Pas d'affection cutanée. Rien à signaler non plus du côté des organes internes. Urines normales.

Bien que le mari affirmât de la façon la plus catégorique, n'avoir jamais eu la syphilis, j'instituai le traitement spécifique en me basant sur les deux avortements signalés plus haut, mais cela sans résultat.

Peu à peu une amélioration lente se produisit. La paresthésie et la faiblesse des jambes disparurent tout d'abord, puis la paresthésie des mains,

Le 1<sup>er</sup> juillet l'état de la malade était très satisfaisant. On constatait simplement un peu de faiblesse des mains avec un épaississement des muscles (?) péri-articulaires. La patiente retourne guérie à son pays natal, au commencement de l'automne.

Au mois de novembre, je revois la malade. Elle se plaignait de fréquentes douleurs de tête, de palpitations avec anxiété et insomnie. Elle éprouvait à nouveau des picotements dans la hanche droite.

Les rapports conjugaux ne lui étant pas favorables je lui conseillai de revenir à l'hôpital de la ville. Là, on la considéra comme une neurasthénique et on la traita par la phénacétine. Guérison au bout de quelques semaines.

Je retrouve la malade en février 1890. Elle s'était surmenée dans son ménage et se plaignait à nouveau de douleurs lancinantes dans les deux bras. Je constatai alors une certaine sensibilité à la pression au niveau des branches d'origine du plexus brachial. L'amaigrissement était général, mais la pression de main ne faisait pas constater de diminution de la force musculaire.

L'enfant né en février 1889 était bien portant.

OBSERVATION XI. — KAST (1). — *Infection puerpérale. — Endocardite septique? — Paralysie atrophique dans une portion du domaine du médian et du cubital, accompagnée de la réaction électrique E a R, en partie complète, en partie partielle. — Douleurs vives dans les deux bras. — Sensibilité à la pression des rameaux nerveux. — Anesthésie des mains. — Paresthésie et faiblesse des jambes survenues plus tard. — Guérison complète.*

La femme X..., âgée de 23 ans, accouche le 30 avril 1884. Tout se passe normalement jusqu'au onzième jour après l'ac-

(1) Klinisches und anatomisches über primære degenerative Neuritis. (*Deustch. Arch. f. klin. Med.*, Bd XL, 1886, Heft 1).

couchement. Le 10 mai, ascension brusque de la température qui s'élève à 41° (température axillaire) ; pas de manifestations locales. Cette température persiste pendant quelque
temps, puis survinrent des manifestations douloureuses du côté
de l'abdomen, des vomissements, une constipation opiniâtre,
des palpitations fréquentes.

La patiente, en raison de la durée de la fièvre, est transférée
le 17 juin 1884, à la clinique médicale.

A son entrée elle présentait le facies typhique ; la rate était
augmentée de volume. La percussion du thorax dénotait une
augmentation de la matité précordiale à droite et en haut. A
l'auscultation on avait à la pointe un léger bruit systolique,
doux, bruit qui se renforçait aux autres orifices. Le second
temps de l'artère pulmonaire était claqué. La pointe du cœur
battait en dehors de la ligne mammaire. Pouls régulier, fré-
quent (130). Selles abondantes, fluides, vertes, sans réaction
caractéristique. Aucun changement notable, pathologique,
dans l'appareil génital.

Le 24 juin, la patiente, chez qui jusqu'alors n'était apparue
aucune manifestation du côté du système nerveux, se plaint
d'un tremblement de la main gauche et de l'abolition de la
sensibilité dans cette même région. Quelques jours après on
constate chez elle une anesthésie complète des deux mains, survenue progressivement. Cette anesthésie remonte en haut, au-
dessus du poignet et un peu plus haut à gauche qu'à droite.
En outre, les petits muscles des mains, les éminences thénar,
les interosseux et, à un moindre degré, les éminences hypothénar sont parésiés ; on peut constater aussi une certaine gêne
des mouvements dans les muscles fléchisseurs des avant-bras,
particulièrement dans les fléchisseurs des index.

La contractilité électrique (courants galvanique et faradique) était complètement abolie au début. Plus tard, on constata au niveau des éminences thénar une E a R complète.
Dans les interosseux, E a R partielle à droite, complète à
gauche. Dans les deux avant-bras, surtout à gauche, il fallait

des courants très forts pour produire des contractions, et encore ces dernières étaient-elles peu énergiques.

Douleurs spontanées très vives dans les membres supérieurs. De plus, la pression des troncs nerveux provoque, en certains points, de très violentes douleurs. Aux membres inférieurs, particulièrement à la jambe droite, la malade se plaint de paresthésie et de faiblesse, mais sans accuser de troubles analogues à ceux que nous venons de signaler pour les membres supérieurs.

Son état s'améliore sensiblement pendant son séjour à l'hôpital. En novembre 1885, la sensibilité était revenue complètement. Tous les mouvements étaient possibles, mais encore très faibles ; il n'y avait plus de réaction de dégénérescence. Cependant, pendant quelque temps, pour les travaux fins, tels que la couture, la broderie, la malade se ressentit de la difficulté qu'elle avait eue à mouvoir ses doigts.

Observation XII. (personnelle). — *Accouchement laborieux avec déchirure du périnée. — Suites de couches fébriles. — Atrophie des muscles de la main droite et du groupe cubital de l'avant-bras droit. — Pas de phénomènes sensitifs. — Troubles trophiques. — Éruption vésiculeuse sur la pulpe des doigts suivie d'un épaississement du derme à ce niveau. — Guérison partielle.*

M$^{me}$ B..., âgée de 22 ans, accouche au mois de février 1889 d'un très gros enfant (4010 gr.). L'accouchement, très laborieux, dure vingt heures et se termine par une déchirure étendue du périnée. Périnéorrhaphie immédiate. Trois jours après l'accouchement, en dépit des précautions antiseptiques, la température monta à 38°,2 et se maintint pendant quelques jours au-dessus de 38°.

Sept ou huit jours après l'accouchement apparurent sur la pulpe des doigts des deux mains, plus accusées à droite qu'à

gauche, de petites vésicules qui ne tardèrent pas à s'ouvrir.
En même temps la face palmaire de l'extrémité des doigts se
desquamait. Ces troubles trophiques durèrent huit ou dix jours.
Actuellement, au niveau des vésicules disparues, on constate
un épaississement, une véritable kératinisation de la peau.

Pas de douleurs dans les bras ou les mains, autres que celles
produites par la desquamation de la peau.

Quelques jours après, la malade voulant travailler à l'aiguille,
s'aperçut que sa main droite, et en particulier l'index, était exces-
sivement faible. Elle présentait alors les caractères cliniques sui-
vants : Main simienne avec atrophie très marquée du thénar et
des interosseux, du premier interosseux dorsal principalement.
Cette main, notablement plus froide que celle du côté gauche,
se cyanosait facilement à l'air. Pas de douleurs spontanées, aucun trouble sensitif.

Quand on demandait à la malade de vous serrer la main, on
n'éprouvait qu'une très légère pression, et l'on constatait que
si les trois derniers doigts de la main droite se fermaient assez
facilement, il n'en était pas de même de l'index qui n'exécutait
ce mouvement que très incomplètement. Les mouvements
d'opposition du pouce étaient aussi très limités. L'atrophie
musculaire s'accentua pendant les deux ou trois premiers mois
qui suivirent l'accouchement.

La contractilité faradique des muscles de l'avant-bras et de
la main était notablement diminuée. Les contractions se pro-
duisaient à 7 avec le chariot de Dubois-Reymond, le minimum
d'excitation étant normalement à 10.

Traitement : bains salés, courants faradiques, liqueur de
Fowler.

Au commencement de 1890, on put constater une amélioration dans l'état de la malade. Cette amélioration alla dès lors
en progressant lentement, mais d'une façon continue.

*État actuel* (14 mai 1891). — Le court abducteur du pouce
est seul encore atrophié, mais moins nettement qu'autrefois
L'opposant, l'adducteur et le court fléchisseur ont recouvré

leurs fonctions physiologiques normales. Il en est de même des interosseux. Tous les mouvements des doigts se font très bien, sauf l'abduction du premier métacarpien du pouce qui est encore difficile et faible. La flexion et l'extension des doigts se font normalement, toutefois, la malade serre encore moins vigou reusement à droite qu'à gauche, ce qui tient à ce que le groupe cubital des muscles de l'avant-bras droit est encore un peu atrophié. Peu ou pas de cyanose et de refroidissement de la main. Sensibilité intacte sous tous ses modes.

B. *Type inférieur*. — Pendant longtemps, on a attribué uniquement à la compression, les paraplégies qui survenaient à la suite du travail de l'accouchement. Imbert Goubeyre (1), et Fletwood Churchill (2) ont, les premiers, protesté contre l'exclusivisme de cette étiologie : « On a attribué, dit Fletwood Churchill, la paraplégie survenue à la suite d'un accouchement, à un travail pénible et prolongé et à la pression continue exercée sur les nerfs et sur les muscles pelviens. A première vue cette explication paraît judicieuse et presque indiscutable ; cependant, en ce qui concerne nos observations, il ne peut guère en être ainsi, puisqu'à l'exception d'un seul cas où la malade fut accouchée avec le forceps, tous les autres accouchements furent naturels, faciles, de courte durée et, de plus, le moment où les accidents paraplégiques se manifestèrent était si éloigné de l'accouchement, qu'il est impossible de les attribuer aux fatigues du travail ».

(1) IMBERT GOUBEYRE. Mémoire à l'*Académie de médecine*, 1861.
(2) CHURCHILL. *Maladies des femmes*, traduit par LEBLOND, 3ᵉ édi tion, 1881.

Dès 1861, Imbert Goubeyre se montrait également très sceptique sur la notion étiologique, généralement admise, des paraplégies consécutives à l'accouchement : « C'est là, dit-il, une question étiologique assez obscure. Quelle est la part du traumatisme puerpéral dans la production des paraplégies ? On conçoit a priori que les tiraillements sur la matrice, des manœuvres obstétricales imprudentes, le séjour trop prolongé de la tête dans le petit bassin puissent amener des accidents de paralysie. Mais que sont ces conceptions a priori lorsqu'elles ne sont pas légitimées par les faits.

« Sans vouloir nier les effets de ce traumatisme ainsi expliqué, cette cause me paraît très rare ; il existe sur ce point fort peu d'observations et encore moins d'opinions chez les accoucheurs ».

D'autre part, Tripier rapporte dans le *Dictionnaire encyclopédique des sciences médicales* (art. Nerfs), l'opinion de Keating sur cette question : « Le nerf crural est protégé par les muscles psoas et iliaque et l'angle sacro-vertébral écarte la tête des gouttières latérales qui logent le nerf sciatique ; quant aux nerfs sacrés, ils sont placés en arrière ; or l'effort de la tête se porte surtout en avant, contre la symphyse pubienne ».

Lefebvre (1) croit, au contraire, à la paraplégie par compression. Il montre, dans sa thèse inaugurale, en reprenant les observations de Bianchi et en y ajoutant quatre faits inédits, que, dans la moitié des cas environ, la paralysie est limitée ou tout au moins prédominante aux jambes, au territoire du nerf sciatique poplité

_______
(1) LEFEBVRE. *Loc. cit.*

externe. Il interprète ce fait de la façon suivante : « On sait, dit-il, que le plexus sacré est formé par les quatre premières paires sacrées qui convergent vers la partie inférieure du grand tronc sciatique, lequel sort du bassin au-dessus du muscle pyramidal. Ce plexus a encore une autre racine très importante, c'est le nerf lombo-sacré : formé par la branche antérieure de la cinquième paire lombaire et le rameau inférieur de la bifurcation de la quatrième, ce nerf s'éloigne peu de la colonne vertébrale, jusqu'au moment où il se dégage au niveau du bord inférieur du muscle psoas, il devient alors plus fortement oblique, contourne la saillie arrondie du détroit supérieur et va enfin rejoindre le bord externe du plexus sacré. Ainsi, ce nerf après avoir été pour ainsi dire protégé d'abord par la saillie considérable de la colonne vertébrale, repose sur une surface encore saillante et la parcourt sur une longueur de près de quatre centimètres. Cette disposition est éminemment favorable à la compression de ce nerf par la tête du fœtus, tandis que, au contraire, les racines sacrées du plexus peuvent éviter cette compression, grâce à la dépression osseuse où elles sont situées et à la présence du muscle pyramidal sur lequel elles reposent ». Or, toujours d'après le même auteur, le tronc lombo-sacré constituerait l'origine radiculaire du sciatique poplité externe.

Même en considérant comme démontrée l'hypothèse de Lefebvre, elle serait insuffisante à expliquer nombre de paraplégies puerpérales à localisation vague, intéressant à la fois le sciatique poplité externe et certaines branches du nerf crural. Ces troubles moteurs et sensitifs apparaissent du reste fréquemment, plusieurs jours et même plusieurs semaines après l'accouchement ; il nous semble que dans ces conditions, la compression ne saurait être incriminée.

Mais l'hypothèse de Lefebvre a été démontrée fausse peu de temps après avoir été émise par son auteur. En 1879, M. Ch. Féré (1) montre, dans une communication à la Société anatomique : « 1° que le sciatique poplité externe ne provient pas uniquement du nerf lombo-sacré ; 2° que non seulement le lombo-sacré, mais aussi la partie de la quatrième paire lombaire qui va au plexus sacré, ne fournissent pas seulement au sciatique poplité externe, mais se divisent à peu près également entre les deux branches principales du nerf sciatique ; 3° que même en admettant la possibilité de la compression isolée du lombo-sacré au détroit supérieur, la localisation exclusive de la paralysie au sciatique poplité externe, reste inexpliquée ».

Les paraplégies par compression des racines du plexus sacré, n'évoluent pas du reste comme celles qui sont rapportées dans les observations de Lefebvre. Leur mode de début, leurs symptômes, leur marche et leur terminaison les différencient nettement de celles que nous avons en vue dans le cours de ce travail.

Mais à côté des paraplégies par compression, à côté des paraplégies localisées à certains groupes musculaires, il en est d'autres signalées par Kussmaul et Leyden et attribuées par ces auteurs, à une névrite migratrice qui,

_________________

(1) Ch. Féré. *Bulletins de la Société anatomique,* 1879.

partant d'un foyer inflammatoire développé aux dépens des annexes de l'utérus, gagnerait les racines du plexus sacré et remonterait par cette voie, jusqu'à la moelle épinière. Pilliet (1) rapporte dans les Nouvelles archives d'obstétrique et de gynécologie, une observation de paraplégie puerpérale à laquelle il donne cette interprétation. Nous croyons devoir la reproduire ici en regard des faits qui nous sont personnels, afin d'en bien montrer les caractères différentiels.

Observation XIII. (A. Pilliet) (2).

La nommée Marie G..., née dans l'Ille-et-Vilaine, exerçant la profession d'ouvreuse, est entrée à la Maternité le 6 juillet 1888.

*Antécédents héréditaires.* — Père mort à 37 ans d'une affection chronique de l'estomac. Mère, 39 ans, de santé robuste ; un frère, 24 ans, de bonne santé habituelle.

*Antécédents personnels.* — La malade a toujours été nerveuse, elle aurait eu des convulsions étant jeune ; c'était une enfant difficile à élever, avec des bronchites fréquentes jusqu'à l'âge de 7 ans. De 7 à 9 ans, elle suivit un traitement à l'huile de foie de morue et au fer.

A 12 ans 1/2, la malade fut réglée. Elle grandit tout à coup ; à cette époque elle eut, pendant quelque temps, des douleurs dans les deux jambes, de la tuméfaction des articulations du genou et au coude, avec engourdissement du bras gauche.

De 13 à 16 ans, elle se porta bien, était très émotive, passait pour très nerveuse, mais n'a jamais eu, affirme-t-elle, d'attaques de nerfs.

(1) Pilliet. *Nouvelles archives d'obstétrique et de gynécologie*, 1888.

(2) *Nouvelles Archives d'obstétrique et de gynécologie*, 1888.

A 15 ans 1/2, à la suite de revers de fortune, elle a eu une fièvre cérébrale indéterminée « comme une méningite ? » avec une élévation de la température, vive douleur de tête, qui fut traitée par des vésicatoires sur la tête. Le tout dura six semaines.

A 16 ans, la malade se marie, et dès sa première couche, nous entrons dans l'histoire pathologique actuelle.

*Histoire de la maladie.* — A 18 ans, après une grossesse ordinaire, elle accoucha d'une fille (morte à 20 mois de convulsions internes), après un travail très précipité. Elle se leva le dix-septième jour sans avoir rien présenté d'anormal. Mais, au bout de six semaines, elle vient à la consultation du Dr Bouilly, à la Maternité.

C'est, à ce moment, une femme très grande, encore mince et paraissant fatiguée, mais assez vigoureusement charpentée. Elle se plaint d'éprouver, au moment des règles, de vives douleurs, des coliques qu'elle compare à celles d'un empoisonnement. On constate une déchirure du col que l'on panse.

Elle redevient enceinte en juillet 1887. Dès le début, étourdissements, impossibilité de manger ; vomissements vers le cinquième mois de la grossesse. Elle revient à la consultation se plaignant de souffrir beaucoup du ventre, accusant de plus un malaise généralisé.

Le 26 avril 1888, elle accoucha à terme, sans forceps, en six heures, d'un enfant très gros (10 livres), en présentation du sommet ; le placenta était déchiré ; la malade dit qu'on aurait débridé le col.

L'enfant était une fille qui n'avait à signaler, au moment de la naissance, qu'une hernie ombilicale, et qui est actuellement en nourrice. Mais les trois derniers mois de la grossesse avaient présenté une série d'accidents sur lesquels nous n'avons que les renseignements de la malade, qui, souffrant trop du ventre pour se lever, ne pouvait plus suivre la consultation. Pendant plusieurs jours, elle était prise de fièvre et de frissons, avec des coliques et des douleurs de reins très violentes, nécessitant l'emploi de la morphine et du chloral, puis elle rendait des matières glaireuses, de l'humeur et du sang. Pendant les deux derniers mois de sa grossesse, elle n'a pu se lever de son lit. Souvent elle éprouvait des douleurs comme au commencement du travail, puis tout s'arrêtait.

D'après ces signes, on voit que la malade aurait évacué un foyer pelvien pendant le cours même de sa grossesse. Elle accuse aussi des syncopes, pour lesquelles on lui fait des piqûres d'éther, des vomissements verts qui sont d'accord avec cette hypothèse ; d'après son dire, ses douleurs étaient plus marquées en général du côté gauche. Elle aurait eu, à ce moment, beaucoup de crampes dans les jambes et dans les mains. A partir de sa couche, la malade fut plongée dans un engourdissement général, assez profond pour qu'elle ne s'aperçût pas de la paralysie de la jambe gauche, qui s'établit insidieusement. Puis la jambe droite se prit à son tour, peu à près, d'une façon progressive, et la malade put d'autant moins en préciser le moment, qu'elle se trouvait alors dans un état très grave. Elle eut une rétention marquée de l'urine et des fèces pendant les quinze jours qui suivirent son accouchement, puis, avec une température très élevée (40° en moyenne), elle perdit par le vagin du pus épais et fétide, et cela pendant six semaines de suite. Au bout de ce temps, on l'apporta sur un brancard dans le service ; à ce moment la jambe gauche était toujours paralysée, la jambe droite obéissait encore à la volonté, mais elle était très faible.

*État actuel.* — Au mois de novembre, la malade, avec un aspect extérieur très satisfaisant, présentait une paraplégie flasque à peu près complète.

Les troubles de la motilité étant les plus marqués, nous les décrirons d'abord. La malade ne peut se tenir debout, même soutenue sous les épaules elle ne peut lever les jambes en avant. Couchée, elle ne peut non plus lever ses jambes du plan du lit. Pourtant elle peut produire des mouvements volontaires des trois premiers orteils de chaque pied. Quand on la tient debout elle sent à peine le parquet et ne peut le distinguer du dallage.

A l'électrisation au pinceau, les fléchisseurs se contractent faiblement, le groupe musculaire antéro-externe de la jambe réagit un peu avec le maximum de tension. Les jumeaux ne réagissent nullement. La réaction de dégénérescence n'a pu être notée malheureusement. Les muscles de la jambe sont très notablement atrophiés, les jambes sont fluettes, sans mollet. A la main, on éprouve, par la palpation des masses musculaires, une sensation de masse molle, sans résistance bien accusée. Il n'y a pas de troubles trophiques du côté des ongles, poils, etc., il n'y a pas eu de purpura ; les articulations sont souples et ne craquent pas. Il s'agit donc bien d'une paraplégie flasque, sans attitude spéciale. Il n'y a d'autres troubles des sphincters que du ténesme vésical survenant de temps à autre, et une constipation assez tenace.

Les troubles de la sensibilité sont de nature à éclairer davantage le diagnostic. La malade présentait, au début, une anesthésie assez marquée, remontant des deux côtés jusqu'aux aines ; mais ce phénomène n'a été que temporaire, et s'est rapidement amendé à la suite de l'électrisation. Maintenant, la malade sent assez bien les piqûres, sans retard appréciable, distingue le chaud du froid ; le pinceau électrique est même assez douloureux. Il n'y a pas d'exagération des réflexes tendineux du genou, ni des réflexes plantaires ; pas non plus de trépidation épileptoïde. Mais les phénomènes subjectifs accusés par la malade sont plus intéressants. Elle se plaint de douleurs persistantes dans la fosse iliaque gauche, et pourtant la palpation ne décèle aucune tumeur ; à la partie inférieure de la région dorsale en arrière, existe aussi un point douloureux spontanément, qu'on retrouve plus sensible à la pression, point qui rappelle beaucoup celui de la névralgie lombaire. Des pointes de feu ont été, à plusieurs reprises, appliquées en avant, des vésicatoires en arrière. La douleur, amendée momentanément par les révulsifs, est toujours revenue. Il n'y a pas de sensations subjectives périphériques, crampes, fourmillements, etc., mais la malade aurait eu des douleurs sur le trajet du sciatique gauche après sa couche.

A l'examen local on ne trouve rien qu'un peu d'induration de la paroi recto-vaginale, en un point où probablement s'est ouvert un abcès. (La malade dit avoir aussi, à un un moment donné, perdu de l'humeur par les selles.)

Le col est déchiré, l'utérus assez mobile, la palpation profonde dans les deux fosses iliaques, le toucher bimanuel ne permettent pas de trouver une tumeur. Pourtant la malade a des périodes d'une quinzaine de jours pendant lesquelles elle se sent mal à l'aise, frissonnante, quoique sans fièvre, et le liquide de ses injections revient un peu sale. On ne peut donc pas dire qu'elle n'ait actuellement aucun foyer de suppuration pelvienne.

L'état général est très bon, à part l'anorexie nécessairement due à un aussi long séjour au lit; la malade est toujours fort nerveuse et émotive, mais on ne lui a pas vu dans le service de grande attaque vraie.

Traitement : strychnine à l'intérieur, électrisation faradique.

1er décembre : La malade s'est fort améliorée depuis deux mois ; elle peut maintenant faire le tour de son lit, en se tenant par les mains. Elle marche en glissant les pieds sur le parquet, tomberait au bout de trois ou quatre pas si on ne la retenait, et il lui est encore fort difficile de se tenir debout seule ; néanmoins, le mieux est considérable. Les extenseurs du pied sont encore peu sensibles à l'excitation faradique.

Ces faits sont rares et il en est peu dont la notion pathogénique soit étayée sur une autopsie.

En tous cas, nous croyons qu'en dehors de ces névrites migratrices et des paralysies par compression, les paraplégies limitées à certains groupes musculaires de la jambe et de la cuisse, particulièrement au territoire du sciatique poplité externe, doivent être attribuées à une névrite parenchymateuse périphérique. Leur durée, leur évolution absolument comparables à celles des névrites infectieuses et toxiques en général, leur prédominance particulière à la jambe sur le groupe des extenseurs, les phénomènes sensitifs, subjectifs et objectifs, et les troubles trophiques qui les accompagnent les rapprochent trop de certaines paralysies névritiques, telles que la paralysie alcoolique, pour que leur origine périphérique puisse être mise en doute. Ajoutons que la restauration ad integrum est ici la règle comme dans les autres névrites infectieuses.

Cette forme de névrite puerpérale, comme la forme à type supérieur que nous avons décrite, débute quelques jours ou quelques semaines après l'accouchement par des phénomènes douloureux (parfois par de véritables douleurs fulgurantes), des sensations de fourmillements, de piqûres d'épingles, dans les membres inférieurs, en particulier à la région externe des jambes. Puis apparaissent, presque en même temps les phénomènes paralytiques. Les malades éprouvent une grande faiblesse dans les membres inférieurs, faiblesse qui va en s'accentuant rapidement au point de rendre impossible la marche et la station verticale. Ces troubles peuvent se limiter à un membre. Quand les deux jambes sont prises, elles le sont, en général, inégalement et presque toujours on constate une prédominance d'un côté de l'atrophie et de l'anesthésie.

Tous ces accidents, comme dans les autres formes de la névrite puerpérale, ont une marche suraiguë. L'atrophie musculaire devient rapidement appréciable ; elle se localise surtout, nous l'avons dit, au groupe musculaire antéro-externe des jambes ; quand elle frappe les masses musculaires du mollet et de la région antérieure de la cuisse, c'est avec une moindre intensité. Par contre, les muscles de la région plantaire étaient très atrophiés chez une de nos malades (observation XIV). Chez elle l'atrophie, comme les phénomènes sensitifs, allait en diminuant de l'extrémité à la racine du membre.

Du fait de l'atrophie, les pieds et les orteils avaient pris chez cette même malade une attitude spéciale : équinisme très prononcé avec un léger degré de rotation en dedans. Les orteils, surtout les gros orteils. étaient en flexion plantaire exagérée.

Si l'on n'a pas soin, dès le début, de remédier à cette attitude et de fixer le pied dans une bonne position, de lui faire exécuter tous les jours des mouvements passifs, on court le risque de voir survenir, une ou deux semaines après le début des accidents, des rétractions fibro-tendineuses contre lesquelles il est difficile de lutter par la suite. C'est ce qui s'est produit chez notre malade (observation XIV).

Ces rétractions sont une cause puissante de déformation des orteils et de la plante du pied. Lorsqu'on veut en effet, redresser le pied et les orteils, on voit se tendre une véritable corde fibreuse, allant de l'extrémité antérieure du premier métatarsien jusqu'au calcanéum et en en limitant singulièrement le redressement. Cette corde n'est autre que l'aponévrose plantaire. Dans ces cas, à l'atrophie musculaire, vient s'ajouter un nouvel élément, la rétraction musculaire et aponévrotique, qui maintient les déformations dans une attitude fixe.

Les mouvements de flexion de la jambe sur la cuisse et de la cuisse sur le bassin sont impossibles pendant la période aiguë de la maladie. La malade ne peut absolument pas alors détacher ses jambes du plan du lit.

Les troubles de la sensibilité (tact, douleur, température) sont les mêmes dans les deux formes localisées, de la névrite puerpérale : anesthésie assez marquée au début, surtout accusée aux extrémités des membres et allant en diminuant à mesure qu'on se rapproche de leur racine, — retard, parfois de plusieurs secondes, dans la transmission des impressions.

En général, le réflexe patellaire est aboli ; cependant dans l'une de nos observations nous l'avons trouvé considérablement exagéré six mois après le début de la maladie.

Dans les faits qui nous sont personnels, nous avons pu constater sur les membres malades des troubles trophiques très accusés : état lisse de la peau sur la face externe de la  ambe et sur la face dorsale du pied, sueurs abondantes et fréquentes, chute des poils dans cette même région, épaississement et striation transversale des ongles qui, très allongés, sont recourbés sur l'extrémité antérieure des orteils.

La contractilité électrique est plus ou moins altérée suivant l'intensité de l'atrophie. Chez une de nos malades (observation XIV) nous avons constaté une abolition complète de la contractilité faradique dans les muscles les plus atrophiés, avec des mouvements vermiculaires très nets dans ces mêmes muscles et la réaction idio-musculaire. La contractilité galvanique était très diminuée, mais nous n'avons pas constaté d'inversion de la formule normale.

Les sphincters étaient absolument intacts.

Comme la névrite des membres thoraciques, la névrite puerpérale dans son type inférieur, aboutit à la guérison en deux ans environ. Mais assez souvent les muscles de la région antéro-externe de la jambe mettent plus long-temps pour recouvrer leur intégrité fonctionnelle absolue, aussi voit-on des malades à peu près complètement guéries, conserver pendant des mois et même des années la démarche du steppeur.

OBSERVATION XIV (PERSONNELLE). — *Accouchement très laborieux. — Accidents puerpéraux. — Paralysie et atro-phie des muscles des jambes, avec prédominance sur le groupe antéro-externe, et des muscles de la région anté-rieure des cuisses. — Pied bot équin très accusé (rétraction des ligaments plantaires et des tendons d'Achille). — État lisse de la peau à la région antéro-externe des jambes. — Épaississement et striation transversale des ongles des orteils. — Diminution des sensibilités tactile, douloureuse et thermique, surtout accusée aux extrémités des membres. — Retard dans la transmission des impressions. — Altéra-tion de la contractilité galvanique et faradique. — Réaction de dégénération partielle. Amélioration.*

M$^{me}$ D..., âgée de 31 ans, entre au commencement de juillet 1890, à Bicêtre, dans le service de M. le D$^r$ Déjerine.

*Antécédents héréditaires.* — Mère morte à 22 ans d'infection puerpérale. Père vit encore, il est bien portant. Une de ses sœurs est tuberculeuse.

M^me D... a quatre enfants en bonne santé.

*Antécédents personnels.* — Quelques accidents strumeux vers l'âge de 4 ans (blépharite, impétigo). Rougeole à huit ans. Pas de scarlatine, pas de variole, pas de rhumatisme.

Les premières règles apparaissent à 13 ans. A 22 ans, trois ans après son mariage, M^me D... accouche d'un enfant bien constitué, à la suite d'un travail laborieux qui a nécessité une application de forceps. Léger mouvement fébrile pendant quelques jours. Le septième jour après l'accouchement, la malade ressent dans la jambe droite des douleurs fulgurantes très vives accompagnées de parésie et d'obnubilation de la sensibilité. Tous ces accidents disparaissent au bout de deux mois.

Nouvel accouchement deux ans après. Tout se passe normalement. De même pour un troisième et un quatrième accouchement.

Au mois de décembre 1889, M^me D... est accouchée au forceps, après être restée vingt-sept heures en travail. Déchirure légère du périnée, qui est suturé immédiatement. État fébrile, sans accidents locaux graves. La malade garde le lit pendant trois semaines environ.

Quatre jours après cet accouchement, le 10 ou le 11 décembre, M^me D... constate que ses pieds prennent dans le lit une attitude spéciale. A l'état de repos ils sont en extension exagérée et portés légèrement en adduction. Cette attitude ne peut être corrigée complètement par les contractions volontaires des muscles de la jambe.

Au commencement de janvier des douleurs fulgurantes apparaissent dans les membres inférieurs. Elles se font sentir plusiéurs fois en vingt-quatre heures. Elles persistent trois semaines ou un mois environ avec une égale intensité.

Quelques semaines après, la malade qui se plaignait de douleurs continues au niveau de la région plantaire des deux pieds, constata l'apparition dans ces régions d'une tumeur de la grosseur d'un œuf de pigeon. Cette tumeur fut attribuée à un épaississement du ligament plantaire. Elle disparut au bout de deux mois. La marche, la station debout, même à l'aide de béquilles, étaient impossibles. État stationnaire jusqu'au mois de juillet 1890.

*État actuel* (juillet 1890). — Femme de taille moyenne, de bonne constitution. En soutenant la malade sous les bras, on peut lui faire faire quelques pas. Elle avance sur la pointe des pieds en steppant.

Ce qui frappe tout d'abord quand on examine la malade au lit, c'est l'attitude toute spéciale des pieds : ceux-ci sont en extension forcée sur les jambes. Si on essaye de les redresser, on arrive rapidement à provoquer une vive douleur. La voûte plantaire est sensiblement plus excavée qu'à l'état normal. Les orteils sont en flexion plantaire exagérée, surtout les gros orteils qui sont notablement plus fléchis que les autres. La flexion de leurs premières phalanges est telle qu'il y a presque luxation complète et que l'on sent très nettement les surfaces articulaires des secondes phalanges recouvertes par la peau. En un mot équinisme très prononcé.

Les mouvements actifs du pied sur la jambe sont abolis. Il en est de même de l'extension des orteils. On n'arrive pas à leur faire exécuter passivement ce mouvement sans provoquer de douleur chez la malade.

Ces attitudes vicieuses sont dues à des rétractions tendineuses facilement appréciables quand on fait exécuter aux pieds et aux orteils des mouvements forcés : rétraction des tendons d'Achille, des trousseaux fibreux et des tendons de la plante du pied. L'abduction et l'adduction du pied sont en partie conservées à droite. A gauche l'abduction est abolie.

M^{me} D... peut élever assez facilement sa jambe au-dessus du plan du lit, mais si cette jambe étant étendue sur la cuisse on lui demande de résister à un mouvement de flexion forcée, on constate une diminution notable dans la résistance des muscles de la région antérieure de la cuisse. Les mouvements de flexion et d'extension de la cuisse sur le bassin sont conservés.

Les jambes sont très notablement diminuées de volume. L'atrophie, un peu plus marquée à gauche qu'à droite, est masquée en partie par une adipose sous-cutanée assez accusée. Elle intéresse surtout lesgroupes antéro-externes des jambes, le jambier antérieur, les fléchisseurs et les péroniers ; le groupe postérieur est moins touché. L'atrophie porte aussi sur les muscles de la région antérieure des cuisses mais cela d'une façon inégale, la cuisse gauche étant beaucoup plus attaquée que la droite. Atrophie très accusée des muscles de la région plantaire des deux pieds. Quelques contractions fibrillaires dans les muscles atrophiés.

Le réflexe rotulien, très exagéré à droite, est à peu près normal à gauche. Le réflexe plantaire est conservé.

Depuis quelques semaines la malade se plaint de douleurs lancinantes légères dans la jambe gauche.

Les sensibilités tactile, douloureuse et thermique sont diminuées sur toute la surface cutanée de la jambe et de la cuisse. Elles le sont très nettement sur la face dorsale des pieds et sur la face externe de la jambe ; à ce niveau il y a même un retard de pluseurs secondes dans la transmission des impressions. A la face externe des deux jambes, depuis l'articulation tibio-tarsienne jusqu'au genou, les poils ont presque complètemet disparu, ceux qu'on y rencontre encore sont durs et cassants. État lisse de la peau très net dans cette même région.

Deux ou trois fois dans le courant de la journée M<sup>me</sup> D... se plaint d'avoir aux pieds et aux jambes des sueurs profuses, très abondantes. Mais les troubles trophiques les plus caractéristiques sont ceux qu'on observe du côté des ongles des orteils, particulièrement sur ceux des gros orteils. Les ongles sont hypertrophiés dans tous les sens et recourbés sur l'extrémité des orteils (déformation en queue d'écrevisse). Très épaissis dans leurs 2/3 antérieurs ils ont une teinte grisâtre et présentent des striations transversales très accusées. Dans leur tiers postérieur, ils sont lisses, unis et ont leur aspect normal.

Les pieds et les jambes se cyanosent rapidement à l'air.

EXAMEN ÉLECTRIQUE

A. *Courants faradiques.* — Appareil à chariot. Méthode polaire. Minimum d'excitation = 10.

1. *Membres inférieurs :*

α. Jambe gauche :

Jambier antérieur....................à 0 = 0
Fléchisseur propre... ..............à 0 = 0
Fléchisseur commun................à 0 = 0
Péroniers .........................à 0 = 0
Muscles de la région postérieure....... = 10

6. Cuisse gauche :

Région antérieure.................... = 7,5

γ. Jambe droite :

Jambier antérieur....................à 0 = 0
Fléchisseur commun..................à 0 = 0
Fléchisseur propre...................à 0 = 0
Péroniers ...........................à 0 = 0

δ. Cuisse droite :

Région antérieure..................... = 8,5

La sensation du courant est beaucoup moins sentie sur les jambes que sur les cuisses.

ε. Thénars des pieds :

A droite............................ = 10
A gauche............................ = 9

B. *Courants galvaniques.* — Appareil de Gaiffe avec commutateur. Méthode polaire. Galvanomètre apériodique.

α. Jambe gauche :

Région antéro-externe. — 12 éléments, 15$^{ma}$

$$N\,F\,C > P\,F\,C$$

Les contractions sont lentes, vermiculaires.

Région postérieure. — 12 éléments, 11$^{ma}$.

$$N\,F\,C > P\,F\,C$$

Peu de contractions vermiculaires.

6. Cuisse gauche :

Région antérieure. — 18 éléments, 25$^{ma}$.

$$N\ F\ C > P\ F\ C$$

Presque pas de contractions vermiculaires.

γ. Jambe droite :

Région antéro-externe. — 16 éléments, 10$^{ma}$.

$$N\ F\ C\ \text{un peu plus fort que}\ P\ F\ C$$

Contractions lentes, vermiculaires.

Région postérieure. — 16 éléments, 16$^{ma}$.

$$N\ F\ C > P\ F\ C$$

Pas de contractions vermiculaires.

δ. Cuisse droite :

Région antérieure. — 6 éléments, 4$^{ma}$.

$$N\ F\ C = \text{Contractions.}$$
$$P\ F\ C = O$$

C. *Appareil magnéto-électrique.* — On obtient des contractions dans les muscles de la région antéro-externe des deux jambes, qui ne réagissent plus aux courants faradiques.

*Mai 1891.* — Les muscles de la jambe et de la cuisse ont recouvré leur volume normal. A gauche, on constate toujours cependant une diminution notable de la contractilité électrique. Les trousseaux fibreux rétractés de la plante du pied ont disparu à droite. A gauche on ne sent plus, en redressant le gros orteil, qu'une petite corde fibreuse large d'un demi-centimètre environ. Les mouvements de flexion du pied sur la jambe ne peuvent pas encore s'exécuter complètement par suite de la persistance d'un certain degré de rétraction du côté des tendons d'Achille. La sensibilité sous ses différents modes, est absolument intacte.

Observation XV (personnelle). — *Paralysie atrophique des muscles de la région antéro-externe des jambes et antérieure des cuisses. — Pas de troubles de la sensibilité. — Altération de la contractilité faradique. — Troubles trophiques cutanés très marqués.*

D... Marie, âgée de 36 ans, couturière, entre le 19 février 1891, dans le service de M. Dujardin-Beaumetz, à l'hôpital Cochin.

*Antécédents héréditaires.* — Père et mère vivent encore et sont bien portants. N'a pas connu ses grands-parents. Deux sœurs en bonne santé. Pas d'antécédents rhumatismaux dans la famille.

*Antécédents personnels.* — La malade s'est toujours bien portée jusqu'à l'âge de 17 ans. A cette époque elle a eu, dit-elle, un abcès de la région carotidienne dont on ne retrouve pas la cicatrice. Réglée à l'âge de 15 ans. Pas d'arthritisme. Mariée à 24 ans, elle a eu cinq grossesses. Il lui reste deux enfants bien portants. Des trois autres, l'un est mort à six semaines à la suite d'une invagination intestinale, l'autre à treize mois d'une broncho-pneumonie consécutive à une rougeole. Lors de sa dernière couche la malade est restée huit heures en travail. Accouchement facile. Enfant mort-né (décembre 1890).

Au commencement de septembre 1890, la malade est prise de douleurs vives, avec mouvement fébrile assez accusé, dans les articulations des coudes, des chevilles et des genoux. Il se serait produit, au niveau des jointures douloureuses un gonfle-ment qui aurait persisté pendant quinze jours et en même temps les deux dernières phalanges des doigts seraient restées fléchies dans la paume de la main sans qu'il soit possible de les étendre volontairement. Ce dernier phénomène n'aurait pas duré plus de huit à dix jours.

Au bout de quinze jours, la fièvre et les douleurs ont cessé et la malade a pu se lever. Elle a constaté alors que pendant la marche son pied gauche tombait et avait tendance à se porter en adduction.

Pas de changement dans son état jusqu'à son accouchement en décembre 1890. Huit jours après son accouchement la malade est prise subitement de frissons suivis d'un mouvement fébrile et de sueurs très abondantes. Elle éprouve des douleurs vives dans tout le corps, mais plus particulièrement dans les jambes, « on aurait dit qu'on lui brisait les jambes et qu'on lui déchirait les muscles ». Les accidents aigus durent trois semaines et disparaissent ensuite. Pendant ce temps les masses musculaires des jambes et des cuisses avaient diminué dans de fortes proportions ; en outre, le pied gauche s'était porté en varus équin et rendait la marche et la station debout impossible.

La malade entre à l'hôpital le 19 février 1891.

*État actuel*, février 1891.— Femme de bonne constitution, de taille moyenne.

La malade est confinée au lit. On n'observe rien d'anormal du côté des membres supérieurs. Du côté des membres inférieurs, on constate une atrophie des muscles des jambes et de la région antérieure des cuisses. Cette atrophie est surtout marquée au groupe antéro-externe de la jambe gauche, où elle est très considérable ; à droite, elle est beaucoup moins accusée.

Les mouvements de flexion de la cuisse sur le bassin et de la jambe sur la cuisse sont possibles, mais limités. Il semble y avoir, au niveau du tendon du triceps, un certain degré de rétraction tendineuse. Les mouvements de flexion et d'extension du pied et des orteils se font assez bien à droite, ils sont à peu près impossibles à gauche par suite de l'atrophie du groupe musculaire antéro-externe de la jambe gauche et des rétractions fibro-tendineuses qui l'accompagnent.

Pied gauche : la face plantaire regarde presque directement en dedans. L'axe du pied forme avec l'axe de la jambe un angle obtus ouvert en dedans. Le pied est tourné pour ainsi dire de dehors en dehors autour de son axe antéro-postérieur. C'est, en somme, l'attitude du pied bot varus équin. Ce déplacement s'est produit en partie aux dépens de l'articulation tibio-tarsienne, en partie aux dépens de la médio-tarsienne. La malléole externe est saillante sous la peau, tandis que l'interne, située au sommet de l'angle obtus, formé par le pied dévié et la jambe, peut à peine être explorée.

Les orteils ont une attitude spéciale ; les phalanges sont toutes trois dans le même axe, la flexion normale des deuxième et troisième phalanges sur la première n'existe pas.

A l'état de repos, le tendon d'Achille n'est pas tendu, mais aussitôt que l'on cherche à redresser le pied, on le sent se tendre et s'opposer aux mouvements provoqués. De même, le tendon du jambier antérieur, fortement tendu forme sous la peau une saillie très nette dès qu'on tente de ramener le pied dans sa position normale.

Le réflexe rotulien, légèrement affaibli à droite, est très diminué à gauche,

Les troubles trophiques sont très nettement accusés à la région antéro-externe des jambes et sur la face dorsale des pieds, comme l'atrophie musculaire, ils le sont notablement plus à gauche qu'à droite : état lisse de la peau, poils rares, cassants, sueurs fréquentes, épaississement et striation transversale des ongles des orteils.

L'examen électrique pratiqué avec un appareil détérioré, n'a pu que donner des résultats incomplets. Nous avons pu cependant provoquer assez facilement des contractions dans les muscles des cuisses et de la jambe droite, tandis qu'à gauche le jambier antérieur, le groupe des fléchisseurs et des péroniers ne réagissaient pas. La sensibilité était intacte sur tout le corps. Rien du côté des organes. État général satisfaisant. *Traitement :* Massage, électricité, bains sulfureux.

## DIAGNOSTIC

Le diagnostic de la paralysie puerpérale d'origine
névritique ne présente pas de difficultés réelles dans la
majorité des cas, étant données nos connaissances
actuelles sur les polynévrites. En particulier il ne nous
semble pas que dans les deux faits de polynévrites généralisées que nous avons signalés, la confusion puisse
s'établir. Pourtant, dans l'une de ces deux observations
(observation I), les auteurs ont cru devoir faire un diagnostic différentiel avec l'hystérie. L'hystérie est une
affection à phénomènes bizarres, variables, pouvant tout
simuler, cependant la malade qui nous occupe ne présentait aucun des stigmates classiques, la sensibilité sous
ses différents modes était chez elle peu ou pas altérée,
enfin la flaccidité de la paralysie, son mode de début, l'intensité de l'atrophie musculaire, sont autant de symptômes négatifs, suffisants, selon nous, pour faire rejeter
cette hypothèse sans plus ample examen.

Quant à l'action réflexe, elle ne saurait, non plus, être
sérieusement incriminée ici. En admettant même l'exis-
tence de ces paralysies réflexes (et leur cadre se rétrécit
tous les jours) on ne les voit guère s'accompagner de
douleurs fulgurantes et de phénomènes subjectifs tels que
ceux que nous rencontrons dans nos observations, non

plus que de troubles paralytiques et d'atrophie musculaire aussi marqués et aussi persistants.

Peut-on songer, d'autre part, à une affection de la
moelle épinière à marche suraiguë. Et tout d'abord,
comment se présente en clinique une myélite aiguë?
Elle se caractérise par de la fièvre, de la rachialgie, des
douleurs en ceinture, dans les membres, par une anesthésie plus ou moins complète avec abolition des réflexes,
par une rétention d'urine et des matières fécales suivie
bientôt d'incontinence, par l'apparition d'une eschare
sacrée et quelquefois de l'atrophie musculaire. Or ce
tableau, rapidement esquissé, ne ressemble en rien à
celui que nous avons présenté comme appartenant à la
polynévrite. Ajoutons que dans aucun des faits que nous
envisageons l'histoire clinique ne s'est terminée par la
mort alors que dans une myélite aiguë un peu étendue
quand, ce qui est la règle, une terminaison fatale ne sur-
vient pas, la maladie passe à l'état chronique.

Dans les formes localisées de la névrite puerpérale, particulièrement dans ces paralysies limitées aux membres
supérieurs au territoire du médian et du cubital, l'hypothèse d'une névrite parenchymateuse d'origine périphérique nous paraît absolument démontrée par les faits
cliniques. Nous n'avons pas à envisager ici le rôle de l'hystérie et de l'action réflexe. Mais pouvons-nous songer à une
myélite aiguë limitée à la région cervicale? Il faudrait,
pour cela, admettre non seulement que les cellules des
cornes antérieures de la moelle cervicale son altérées
sur une étendue correspondant au centre médullaire des
petits muscles de la main, mais encore que le centre

sensitif de ce même territoire a été seul touché. Cette hypothèse serait discutable à la rigueur si nous ne raisonnions
que sur un cas, elle ne l'est pas, si nous considérons que
dans dix observations, les faits cliniques se sont toujours présentés à nous dans le même ordre et que toujours la guérison a été observée.

Quant aux paraplégies puerpérales, nous avons
exposé déjà les arguments qui nous faisaient repousser
pour nos cas. l'hypothèse d'une paralysie par compression; nous n'y reviendrons pas ici. Nous n'insisterons
pas non plus sur les névrites migratrices signalées par
Leyden et Kussmaul ; la diffusion des phénomènes morbides et l'examen des annexes de l'utérus suffisent généralement pour guider le diagnostic.

Les symptômes de la myélite transverse, la différencient
si nettement des paraplégies névritiques qu'il nous
paraît inutile d'en faire le diagnostic.

Nous avons fait remarquer déjà que la localisation de
l'atrophie aux membres inférieurs donnait à cette forme
de névrite puerpérale, une grande analogie avec la paralysie alcoolique telle que l'a décrite M. Lancereaux.
Mais dans la paralysie alcoolique les troubles de la sensibilité (tact, douleur, température) sont en général
beaucoup plus accusés que dans la paraplégie puerpérale ; en outre, nous avons pour nous guider en dehors
de la notion étiologique, la marche de la maladie beaucoup plus rapide dans la névrite puerpérale que dans la
névrite alcoolique. Cependant, nous tenons à le répéter
ici, la névrite puerpérale ne porte pas en elle-même un
cachet symptomatique qui lui soit absolument spécial.

Ici, comme pour beaucoup d'autres névrites toxiques et infectieuses, c'est la notion étiologique qui permet de porter le diagnostic.

L'absence de troubles de la sensibilité dans les altérations de l'axe gris de la moelle, suffit à elle seule pour empêcher toute espèce de confusion avec l'affection que nous étudions ici.

# PRONOSTIC

Le pronostic, *quoad vitam*, de la névrite puerpérale, dans ses deux formes localisées et généralisées, est peu grave. Mais il est souvent téméraire d'assigner un terme à l'affection et de promettre à la malade une guérison absolue dans un temps limité. Il en est de la névrite puerpérale comme des autres névrites infectieuses ou toxiques. Si, dans la majorité des cas, les accidents disparaissent complètement au bout d'un laps de temps plus ou moins long, il n'est pas très rare de voir se prolonger, chez quelques malades, des troubles fonctionnels en rapport avec la persistance de l'atrophie dans certains départements musculaires. Ce reliquat du processus morbide peut s'atténuer à la longue, mais on le voit parfois survivre, pendant des années, à tous les autres accidents. L'examen électrique des muscles donnera à cet égard de précieux renseignements et le pronostic sera d'autant plus favorable que la contractilité musculaire sera moins altérée. Là où les muscles ne réagiront plus, on devra craindre la persistance des accidents au delà de la durée moyenne de l'affection et le pronostic sera alors très réservé.

# PATHOGÉNIE

Au point de vue pathogénique il y a une distinction à établir entre les paralysies puerpérales d'origine névri-tique qui se développent après l'accouchement et qui s'accompagnent de phènomènes fébriles, et les polyné-vrites qui surviennent pendant la grossesse à la suite de vomissements incoercibles. Dans la première catégorie de faits, bien que la démonstration expérimentale n'ait pu être faite jusqu'ici, l'infection nous paraît jouer un rôle capital. Il s'agit là, croyons-nous, d'une hétéro-infection ayant actionné le système nerveux périphérique.

De la pathogénie des polynévrites de la grossesse, consécutives aux vomissements incoercibles, nous ne savons rien de précis et force nous est de rester dans le domaine des hypothèses. Il ne nous semble pas, cependant, que l'on puisse incriminer ici un agent infectieux exogène, comme dans le cas précédent; il est plus logique d'ad-mettre que l'on se trouve en présence d'une auto infection produite sous l'influence de la puerpéralité.

Nous pouvons nous demander aussi, si les vomisse-ments incoercibles n'agissent pas uniquement comme une cause d'épuisement de l'organisme, ou, au contraire, si eux-mêmes ne reconnaissent pas une origine infec-tieuse.

La cessation des vomissements après l'expulsion naturelle ou provoquée du fœtus ne prouve rien contre cette dernière hypothèse, étant donné que des phénomènes analogues se produisent dans les cas d'éclampsie puerpérale, que l'on ne songe pas cependant à attribuer à une action réflexe.

# TRAITEMENT

Au début de l'affection, pendant sa période d'évolution ascendante, toute intervention active est au moins inutile. Ce n'est que plusieurs semaines après, quand les douleurs ont disparu dans les membres frappés d'atrophie, qu'il y a avantage à prescrire le massage quotidien des masses musculaires malades et l'électrisation faradique et galvanique pratiquée avec des courants de faible intensité, sans chercher, au début du moins, à obtenir de contractions. Les bains sulfureux et l'iodure de potassium à petite dose, trouveront ici leur indication.

Une bonne alimentation, un traitement tonique et reconstituant, l'exercice au grand air quand la malade pourra marcher, sont autant de moyens adjuvants qu'il ne faudra pas négliger et dont la mise en œuvre activera la marche vers la guérison.

Quant aux rétractions fibro-tendineuses, que l'on voit se produire si fréquemment dans le cours des névrites infectieuses, nous croyons qu'on peut y remédier également par un massage méthodique. Nous avons observé une malade (observ. XIV) qui présentait des rétractions du tendon d'Achille et des trousseaux fibreux de la plante du pied, rétractions qui fixaient les pieds dans une attitude telle que, même après la restauration partielle des muscles de la jambe, il lui était impossible de se tenir debout et de marcher. Le traitement de ces rétractions par le massage et les mouvements forcés, a été pratiqué régulièrement pendant six mois, et au bout de ce temps, nous avons constaté une amélioration qui nous fait espérer une guérison complète à bref délai. Si, par le massage, on n'arrivait à aucun résultat, il faudrait alors recourir à une intervention chirurgicale, mais seulement après la disparition de l'atrophie musculaire.

# INDEX BIBLIOGRAPHIQUE


1861. **Imbert Goubeyre.** — *Mémoire à l'Académie de médecine.*

1867. **Bianchi.** — Thèse inaugurale. Paris.

— **Maringe.** — Thèse. Paris.

1872. **Charpentier.** — *Contribution à l'étude des paralysies puerpérales.*

1873. **Ball.** — Leçons sur les paraplégies puerpérales. *Tribune médicale.*

1875. **Corté.** — Thèse. Paris.

1876. **Insignarès.** — Thèse. Paris.

1877. **Darcy.** — Thèse. Paris.

— **Benicke.** — Complication der Geburt mit Paraplegie ..... — *Zeitsch. f. Geb. u. Gyn.*, t. I, p. 28.

1878. **Lefebvre.** — Thèse. Paris.

— **Brivois.** — Thèse. Paris.

1879. **Laville.** — Contribution à la paralysie partielle des membres abdominaux. *Annales de gynécologie*, t. XII.

— **Ch. Féré.** — *Bulletins de la Société anatomique.*

— **Leyden.** — *Traité clinique des maladies de la moelle épinière.* Traduct.

1880. **Colombet.** — Thèse. Paris.

1881. **Churchill.** — *Maladies des femmes.* Traduction de Leblond, 3e édition.

1883. **Epley.** Paraplégie. *New-York med. J.*, 3 mars.

1883. **Forgue.** — Thèse. Montpellier.

— **W. White.** — Case of hemiplegia after parturition. *Brit. med. J.*, Lond. I, 1281.

— **Charcot.** — Exemple d'affection spinale consécutive à une contusion du nerf sciatique. *Progrès médical*, 3 mars.

1884. **Dorion.** — Thèse. Paris.

— **Jaccoud.** — *Des paraplégies.*

— **Siredey.** — *Maladies puerpérales.*

1886. **Kast.** — Ueber primaere degenerative Neuritis. *Deustches Archiv. f. klin Med.*, Heft 1.

— **Tarnier** et **Budin.** — *Traité de l'art des accouchements.*

— **Eichhorst.** — *Traité de pathologie interne.* Traduct. française, 1889.

— **Grasset.** — *Maladies du système nerveux.*

1887. **Sloan.** — *Ann. de gyn.*, p. 307.

— **Vinay.** — Paralysies obstétricales *Archives de tocologie*, p. 837.

— **Mobius.** — Neuritis puerperalis. *Münchener. med. Woch.*, n° 9, p. 153.

1888. **Pilliet.** — Paraplégie puerpérale. *N. arch. d'obst. et de gyn.*

— **Scougal.** — Hemiplegia occuring nine days after parturition ; death ; partial post mortem examination. *Tr. Obst. Soc.* Lond.

— **Schultze.** — Ueber die Entstehung der Enetbindungs-lähmungen. *Arch. f. Gyn.*, p. 410.

— **Desnos, Joffroy, Pinard.** — *Note lue à l'Académie de médecine* 27 novembre.

1889. **Whitfield.** — *Lancet*, I, 13.

— M^{me} **Déjerine-Klumpke.** — *Des polynévrites en général et des para- lysies atrophiques saturnines en particulier.* Th. de Paris.

— **Raymond.** — *Maladies du système nerveux.*

1890. **Möbius.** — Beitrag zur Lehre von der Neuritis puerperalis. *Münchener med. Woch.*, n° 14, p. 247.